◉編著
小松美彦
市野川容孝
堀江宗正

〈反延命〉主義の時代

安楽死・透析中止・トリアージ

現代書館

はじめに

本書は、私たちの〈いのち〉をめぐる近年の国内外の動向を、多面的に考察した一書である。その動向とは、「〈反延命〉主義」と総称しうる状況の加速度的な進展である。本論に入る前に、そうした現況に至る歴史的な経緯を概観し、本書の主旨と構成を確認しておきたい。

一七七二年、近代的な医療倫理の起点となる書物が刊行された。イギリスのエディンバラ大学医学部教授J・グレゴリーによる、『医師の責務と資格』（*Lectures on the Duties and Qualifications of a Physician*）である。それは次の一文から始まっている。「光栄にも私が着任した本学の教授職の目的は、「実地医学」について説くことである。すなわち、実地医学に関して、私が心得ている健康の維持、延命、疾病の治療、これらの技法を説くことである」（New edition, 1772, p. 2）。ただし、同書は題名からも窺えるように、具体的な技法の詳述以前のこととして、患者に接する実地医学の基礎たる医療倫理を論じたものである。この医療倫理のことを、グレゴリーは「専門職の尊厳the dignity of the profession」と呼んだ（専門職とは学問訓練と社会的な誓約professionを求められる職業）。

そのような『医師の責務と資格』でとくに注目すべきは、実地医学にあって、「健康の維持」と「疾病の治療」とともに、「延命prolonging life」が自明の大前提になっていることである。グレゴリーは、この大前提のもとに、「専門職の尊厳」に関する自説を展開したのである。その核心的な主張はこうである。「医師の責務とは、犯罪者になることなく力のかぎりすべてを尽くすこと、患者の命を救うこと、あらゆる資源と手段を講じて治療法を追求することである」(p. 39)。「たとえ患者が不適切で危険な医療処置を強く望んだとしても、医師はその望みを拒絶しなければならない」(pp. 33-34)。これらの姿勢を全うすることこそが、「専門職の尊厳」(医療倫理)の要諦に他ならない。それは、「ジェントルマン gentleman」としての医師の当為なのであった。

このように、時には患者の意に反しても、救命と延命を医師の絶対的な使命とするグレゴリーは、それが不可能な患者に対する姿勢についても論じている。

> 患者の命が絶望的になり、もはやそれ以上の献身が奏功しない段階になると、患者のもとを去ることを習慣とする医師がいる点についても、忠言しておきたい。死が不可避な場合、苦痛を和らげて死への道を茨のないものにすることは、疾病を治療することと同様、医師の職務である。医師として自分の技能が無益となった場合であっても、患者の友としてその場にいて手を差し延べることは、患者にもその近親にもまことに有益である。(pp. 35-36)

延命の望みが断たれた後も、患者に寄り添うことを医師の本務とするグレゴリーのキーワードは、「共感 sympathy」である。そもそも、この英単語の語源は古代ギリシアにさかのぼり、それは「共に」を意味する《sym》と、「苦しみ」を表す《pathēma》との合成語であった。つまり、疾病に技術的に対処するだけではなく、患者が抱える「心身の苦しみを分かち合うこと」、それこそが古代ギリシアの医の原点なのであった。グレゴリーによる近代的な医療倫理の創始とは、かねてより散見された「立ち去り」を戒め、医の原点を再確認することでもあったのである。ちなみに、日本語の医学・医療における「医」の訓読みもまた、「いやす」に他ならない。

以上のようなグレゴリーの「専門職の尊厳」（＝医療倫理）は、およそ三〇年後の一八〇三年、同じくイギリスのT・パーシヴァルの著書、その名も『医療倫理』（*Medical Ethics*）によって発展的に継承された。西洋の医学界で広く読まれたこの書では、グレゴリーの名が何度か挙げられているが、「健康の維持、延命、疾病の治療」を医師の当為とする点や、「共感」と「ジェントルマン」の精神が基軸をなすことはもとより、主張全体がグレゴリーの著作とよく似ている。しかも、グレゴリーからの引用と見紛うばかりの記述もしばしば現れるのである。

一八四七年、「アメリカ医師会」が設立され、医師団体による世界初の「医療倫理綱領」（Code of Medical Ethics of the American Medical Association）が策定された。それはパーシヴァルの『医療倫理』を下敷きにしており、ひいてはグレゴリーの「専門職の尊厳」に淵源するものである。その要は、やはり「延命」と「共感」を医療の真髄とすることだといえる。ここで確認すべきは、この医療倫理の制度化は、古代ギリシアのヒッポクラテスではなく、かかる近代の思想に基づいてなされたことである。というのは、真贋は定かではないものの、ヒッポクラテスの名を冠した文書のなかには、くだんの「立ち去り」を許容しうる記述も含まれていたからであろう。

ただし、そもそも啓蒙期以降の医療の近代化は、グレゴリーとパーシヴァルのみならず、多くの医学者が同様に志向したのであった。その一人がドイツのC・W・フーフェラントである。彼もまた、一八〇六年の論著で、不治の患者の延命にも努めるべきこと、死に瀕した者を決して見捨ててはならないことを強調している（*Enchiridion Medicum*, 5 Aufl, 1839, S. 733-734＝杉田絹枝・杉田勇訳『自伝／医の倫理』北樹出版、一九九五年、一〇〇－一〇一頁）。そしてさらには、一三〇年後の自国の運命を見晴るかすかのように、医師が救命の価値や命の価値を判断することに警鐘を鳴らしている。

医師は救命以外のことをなすべきではなく、そのようなことを許されてもいない。救命が幸か不幸か、価値があるかないかは、医師が関与することではない。ひとたび医師がそうした判断をみずからの行為にかかわらせたなら、その結果は計り知れないものとなり、医師は国家にとって最も危険な人物になることだろう。なぜなら、救命という義務の一線をひとたび踏み越えて、人々の命の必要の有無を判断するのも医師の権限だと思うようになると、その考えがしだいに高じて、ついにはそれ以外の場合でも、人々の命が価値がないとか、役に立たないとか、そういう評価を下すようになるからである。（S. 734-735＝一〇二頁）

現代の私たちにも突きつけられているかのようなフーフェラントの思想は、杉田成卿《せいけい》（玄白の孫）の『医戒』や、緒方洪庵の『扶氏医戒之略』などとして、幕末期の日本で邦訳出版された。そして、当時の蘭方医によく読まれ、さらに明治期へと伝えられた。

さて、二〇世紀になると、自明の大前提であった延命に抗する顕著な事態が現れるようになった。アメリカのオハイオ州での安楽死の合法化（一九〇六年）、安楽死を「慈悲殺 mercy killing」と呼び共感を誘う思潮の出現（一九三〇年代）、G・B・ショーやB・ラッセルらによる「イギリス安楽死協会」の設立（三五年）、「アメリカ安楽死協会」の創設（三八年）などである。また、ドイツでは前世紀末葉からの議論を背景として、K・ビンディングとA・ホッヘが『生きるに値しない命を終わらせる行為の解禁』を著した（二〇年）。そして、その思想が、第二次大戦中のナチスによる二〇万人以上の知的障害者や精神障害者の強制安楽死として爆裂した。こうした大惨劇が生み出されてしまったのであるが、しかし、医学・医療と医療倫理の本流は、グレゴリーを端緒とする路線、すなわち、すべての傷病者の救命と延命を絶対視するものであった。

ところが、戦後の一九五〇年代、その医療倫理自体に改革の気運が沸き起こった。管見のかぎり改革の旗手となったのは、アメリカのJ・フレッチャーである。この倫理学者にして牧師は、延命を当為とする伝統を「生命至上主義 vitalism」と批難する一方、「尊厳死 dying in dignity」の言葉や、「自己決定権 right to self-determination」の概念を考案し、重度の老衰者などを「植物 vegetable」になぞらえつつ、その安楽死の推進を図った。そして、フレッチャーのこの思想が基盤の一つとなり、一九七〇年代初頭のアメリカで「生命倫理 bioethics」が誕生した。

アメリカ産の生命倫理は、自己決定権を中心原理とする以上、六〇年代からの「患者の権利運動」

と相俟って、延命を望まない者の権利を認めることになる。その制度的な帰結の一端が、消極的安楽死を事実上容認した「アメリカ病院協会　患者の権利章典」（一九七三年）であり、「カリフォルニア州自然死法」（七六年）である。植物状態の患者K・A・クィンランからの人工呼吸器撤去をやはり事実上認めた判決（七六年）も、この系譜上に位置するといえよう。こうした過程で、それらの肯定論者は、「延命 prolongation of life」を「死の引き延ばし prolongation of death」ないし「苦しみの引き延ばし prolongation of suffering」と喧伝し、「延命」の語は肯定から否定の意味へと反転していく。折しもオランダでは、難病を患った老母を積極的安楽死させたG・ポストマ医師に対して、禁錮一週間・執行猶予一年というきわめて寛容な判決が下された（七三年）。

このような一九七〇年代、日本においても、医療をめぐる「延命」の言葉に否定的な意味が加わることとなった。その事態を牽引したといえるのは、七六年設立の「日本安楽死協会」（現「日本尊厳死協会」）であり、脳死者と植物状態の患者の処遇に関する議論から、その事態はもたらされた（詳細は第一章第一節）。そして、「延命」の語の意味的変容の度合いは、八八年から八九年にかけての昭和天皇の闘病報道を通じて高まったのである（序章参照）。

しかしながら、今世紀に入ると、日本でも世界でも、延命に反対する動向は勢いを増した。とりわけ二〇一〇年前後から一段と加速している。顧みれば、少なくとも一八世紀のグレゴリー以来、救命と延命は医学・医療の大原則であった。患者の意に反しても貫かれるべき当為であった。だが、今日、その大原則とは対極の〝医療行為〟が頻出し、しかも、それを保障する法や指針が国内外で次々と制定されている。あるいはまた、フーフェラントは、職業義務としての救命や命の価値判断に医師は踏み込んではならず、それを侵した場合、「医師は国家にとって最も危険な人物になる」と警告した。しかし、それから二〇〇年後の現在、医師による価値判断は特殊なことではなくなったばかりか、当の国家自体が価値判断を下す趨勢さえ生じている。さらには、同種の思想を有した映像作品や文学作品が巷に溢れており、その思想は障害者大量殺傷犯の決行論理ともなっている。現在は「〈反延命〉主義」と呼びうる時代に突入したと思われるのである。

本書は、以上のような〈反延命〉主義を多角的に精察すべく、一一名の論者が各々の視座から以下を論じたものである。まず、〈反延命〉主義の現在を見つめた第Ⅰ部では、日本の全体状況(序章)、あるドキュメンタリー番組(第一章)、公立福生病院事件(第二章)、世界の状況と当事者家族(第三章)、トリアージ(第四章)、相模原事件(鼎談)など、主に至近の具体的な事柄を主題とした。次いで、〈反延命〉主義を問い直した第Ⅱ部では、生命維持治療の本義(第五章)、医師の葛藤と思索(第六章)、文学作品(第七章)、ヨーロッパの現況とナチス(第八章)などへと、議論の領域を拡げた。

末筆ながら、現代書館の向山夏奈氏には、本書の企画立案から完成に至るまで、まことにお世話になった。担当編集者の思いと願いが書籍の内実を根本から支えることを、あらためて実感した一年半であった。衷心より深謝申し上げる。

二〇二一年六月　　編者を代表して　小松美彦

〈反延命〉主義の時代＊目次

第Ⅱ部　〈反延命〉主義を問う

第Ⅰ部

〈反延命〉主義の現在

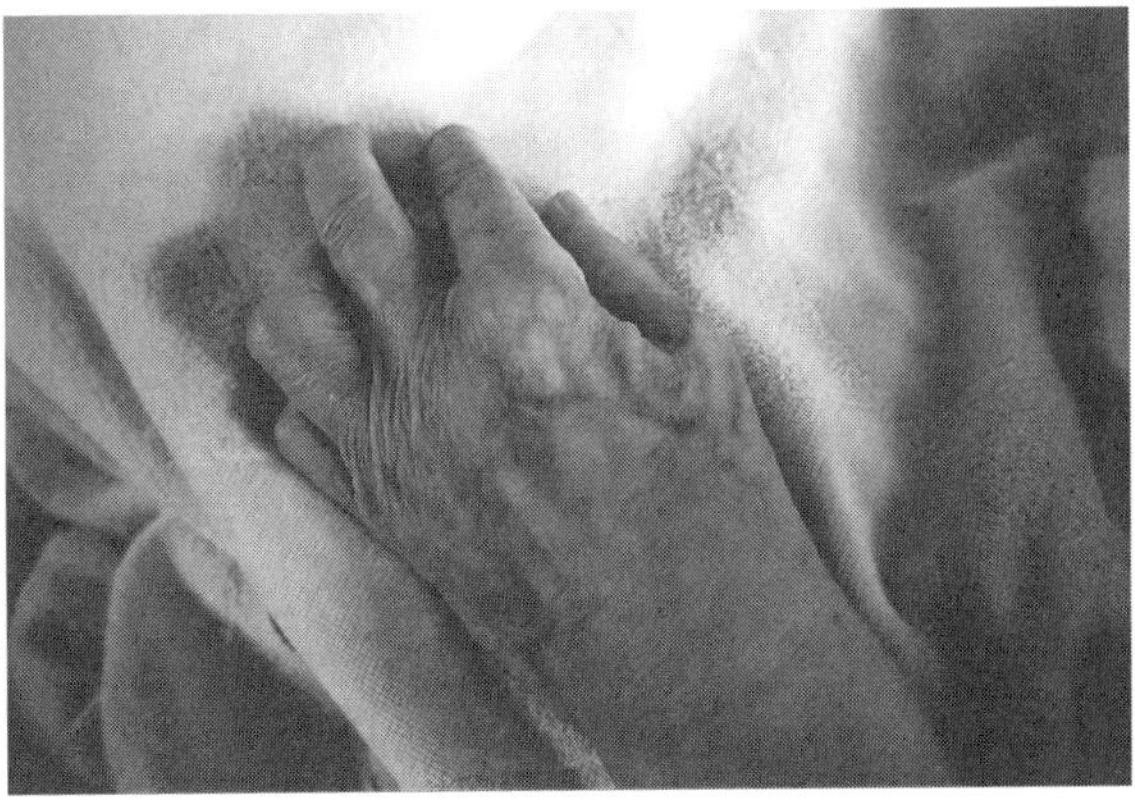

序章　〈反延命〉主義とは何か

堀江宗正

本書は、〈反延命〉主義、すなわち人生の最終段階において無益な延命治療をおこなうべきではないとするような風潮を、批判的に解明することを目的とする。それが顕著に示されている喫緊の課題は、新型コロナウイルス感染症（COVID-19）における年齢を理由とした「命の選別」である。

そこで、この序章では、コロナ禍において、いかなる形で高齢者の命が切り捨ての対象となっているかを取り上げ、その背景にある〈反延命〉主義を明確化する。さらに、それがどのような歴史的な流れを辿って今日に至ったのかを示す。そして、最後に本書を企画するに至った出発点と言える「公立福生病院人工透析中止事件」の概要を述べ、それがコロナ禍前における〈反延命〉主義の最前線であったことに注意を喚起する。

一　コロナ禍における「命の選別」の進行

新型コロナウイルス感染症が猛威を振るい、全世界を震撼させている。その社会的影響や、死生観、生命観への影響は計り知れず、予測すら困難である。戦争や災害をはるかに超える数百万の人命が世界中で失われつつあるのに、WHOにせよ日本政府にせよ、機動性と柔軟性の欠如と対応の遅さが目立つ。とりわけ、日本政府に関しては、オリンピック開催に起因するリスクの過小評価、検査の少なさワクチン接種の遅さなどが指摘されている。

このウイルスの大きな特徴の一つに、高齢者、基礎疾患(糖尿病、高血圧、腎臓透析、ぜん息など)のある人が重症化しやすいことがある。変異株の影響で若年層の感染者や死亡者が増加傾向にあるとはいえ、日本の死亡者の約八割は六十代以上である。七十代以上で切っても約七割に届く。*1これは医療福祉関係者が手厚くケアしてきた弱者を狙い撃ちするウイルスであることを意味する。加えて欧米では、二〇二〇年の三月頃から、限りある人工呼吸器を高齢者より若い患者に優先的に装着する「命の選別」、トリアージが起きている(トリアージについては、本書第四章も参照)。日本でも、ほぼ同時期に議論が始まっている(生命・医療倫理研究会、二〇二〇)。アドバンス・ケア・プランニング——死の前に医療を計画しておくこと(以下、ACP)——の一環で、救命可能性が低くなったら人工呼吸器を装着しない、していたとしても取り外す選択肢について、あらかじめ同意させようという議論である。

災害時のトリアージは、患者が多く、医療資源が逼迫している状況で、重症度と救命可能性を現場の医師が判断し、治療の優先順位を決めるというものである。しかし、日本の新型コロナウイルス感染症に関するトリアージには、現場の医師個人ではなく病院組織として責任を引き受ける、またガイドラインを設けて患者自身と家族（重要他者）にあらかじめ選択させるという特徴が見られる（相馬・山本、二〇二〇）。たとえば、埼玉医科大学総合医療センターでは、「入院時に本人や家族に重症化リスク、死亡・救命率を伝え、人工呼吸器装着の意思を確認」しているという（産経新聞、二〇二二）。

このような状況を如実に表すのが、ＮＨＫスペシャル「〝感染爆発〟危機をどう乗り越えるか」（二〇二一年一月一六日放送）の一部で取り上げられた東京医科大学八王子医療センターでの医療者と患者の間のやり取りである。

医師：これはちょっと、もう悪くなっちゃったっていうときがね、もしかしたら来るかもしれないと。人工呼吸器という管を入れるやり方をするのか、自分の力で呼吸をするのか。
男性：八九まで生きたから、それ以上長く生きようとは思わない。
ナレーション：男性の答えは望まないというものでした。その日のうちに家族への確認もおこなわれました。積極的な治療をおこなえば回復の可能性があることを伝える一方で、リスクについても説明しました。
医師：人工呼吸器の治療をしても肺自体がなかなか良くならなかったり、悪くなった場合に立ち上がるのがかなり難しい。

ナレーション：二人の娘は父親の意思を尊重することにしました。
娘：延命はしないというふうに。健康で戻れるんだったらいいけど、そうでないとしたら、人工呼吸器とか、そういうのは私たちも望んでいない。
（傍線は筆者による。以下同様）

二　「延命」という言葉の曖昧さ

ここで注意したいのは、医療資源の逼迫とは関係がない、後遺症が残るかどうかを判断の基準として、人工呼吸器を装着するかどうかが検討されていることである。医師は「回復の可能性がある」と伝えているので、トリアージの二次的基準（重症度に次ぐ）である「救命可能性」すら問題になっていない。医師の「悪くなった場合に立ち上がるのがかなり難しい」という言葉は、家族にとって、障害が残ってもよいのかと問いかけているように聞こえるだろう。実際、娘たちは、まず「延命はしない」と返事し、健康で戻れないのなら自分たちも望まないと答える。ここでは、治療のための一時的な人工呼吸器装着が、終末期における延命治療と混同されている可能性がある。また、介護を必要とする状態で生きることが「延命」と誤解されている可能性もある。いずれにせよ「延命」という言葉が曖昧に使われ、それでいて忌避すべきものとして認識されている。患者本人も「それ（自分の年齢）以上長く生きようとは思わない」と述べており、長生きすることが「延命」と同じニュアンスで語られている。あるいは、人工呼吸器による「救命」が無益な「延命」ととらえられている可能性もある。

とにかく「延命」は嫌だ。しかし、それはあまりにも幅広い事柄を指しているようである。「人工呼吸器装着による治療」「救命」「後遺症・障害を持って生きること」「介護を必要としながら生きること」「長生きすること」など。どれもいわゆる「無益な延命治療」ですらない。

そもそもこのような状況は、新型コロナウイルス感染症の感染拡大に伴って医療資源が逼迫したために起こっているのだろうか。それが仮にあったとしても、もっと他の要因が紛れ込んでいるのではないか。

三　〈反延命〉主義という視角

このような状況が起こる背景には、数十年にわたる〈反延命〉主義の歴史がある、と私は見ている。本書は、パンデミックという例外状況において先鋭化しつつある〈反延命〉主義を、パンデミックに限らずさまざまな事象や言説から明らかにし、その視角から日本の近年の医療のみならず一般社会における「いのち」を軽んじる傾向をも明らかにすることを目的としている。この序章では、目下の最重要の関心事であるパンデミックにおける〈反延命〉主義を議論の取りかかりとしながら、その背景にあるＡＣＰの動き、そしてパンデミック前に〈反延命〉の最前線であった人工透析中止の問題にも言及する。

医療の進歩、なかんずく人工呼吸器の発明・普及とともに、「救命」の可能性は飛躍的に向上したが、「無益な延命」への忌避感も広がってきた。日本では、一九七〇年代から安楽死の法制化が目指され、八〇年代にはその消極的形態、つまり「延命」を中止することが日本語で「尊厳死」と置き換えられ、法制化をめざす動きが続いている。ロング（Long 2004）は一九九〇年代に日本の医療関係者にインタビュー調査をし、日米の「良き死」のスクリプトを比較している。そのなかで、戦前に運動の起源を持つ安楽死協会・尊厳死協会の存在に言及しつつ、とくに一九八〇年代に昭和天皇の末期の容態が報道されたころから、インフォームド・コンセント、治療の差し控え、安楽死への関心が高まったと指摘する（Long, 2004: 916）。つまり、天皇が死に近い状態にありながら、当時の最高の医療によって延命を施され、その過程で起こる詳細な病変がメディアで伝えられたことが、人々の延命治療への忌避感につながったということである。この〈反延命〉の雰囲気の高まりを受けたのか、法律を通さずに患者の同意（たとえばリビング・ウィルなど）によって「延命」を中止できるようにしようとする動きが一九九〇年代から表面化した（日本医師会生命倫理懇談会、一九九〇、五二六頁）。その結果、現在では、「安楽死」「尊厳死」はストレートに議論されず、「延命」がマイナスイメージで語られるようになった（本書第一章参照）。

本書のタイトルに掲げた「〈反延命〉主義」という言葉は、第一に、安楽死の議論を経ずに、延命の差し控え・中止・終了の条件を専門家（医師・生命倫理学者・法学者・行政）の間でテクニカルに議論し、一般の患者や家族に選択肢を提示するという状況をまずは指している。

第二に、死生学者を含めた知識人のなかには、死の直視、受容をすすめ、「延命」を不自然とし、日本人らしい潔い死に方の美学とは異なるとし、マイナスイメージを持つよう一定方向に導いている人々もいる（堀江、二〇一七、一四九－一五〇頁）。これも〈反延命〉主義の重要な潮流である。

第三に、私自身が関わった死生観調査によれば、「これまでの人生の中で自殺したいと思ったことがある」人ほど、「自分は死が近づいたら、たとえその時点での自分の希望が不明でも、「延命治療」を施さないでほしい」と思うという結果が得られている。[*2] つまり、もともと希死念慮（死にたいと思い続けている状態）を抱く傾向がある人ほど、〈反延命〉の傾向があるということである。世界的に見ても自殺率の高い日本だが、その自殺の原因のトップは健康問題である。[*3] 延命へのマイナスイメージは患者の希死念慮と関連している可能性がある。その背景を辿れば、生産性で人間を測る社会の風潮や政治家の発言、また障害者の大量殺人事件とそれに共感する一部の声などがあるだろう（小松、二〇二〇）。

これは逆に見たほうがわかりやすいかもしれない。まず現代社会において生産性がない人間、とりわけ医療資源を多く必要とする人間は死んだほうがよいという価値観がある。そのような価値観を内面化した人が、周囲に迷惑をかけるくらいなら死んだほうがよいと考える。それは日本社会の高い自殺率、とりわけ病気を苦にした自殺の多さにつながる。さらに、医療によって長く生き続けること、すなわち〈延命〉は、自然な死に方ではない、死から目を背けることだ、潔く死を受容してきた日本人らしくない、という文化的言説が知識人、芸能人、メディアから発される。

ここまで来ると、「無益な延命」さえなくせば「良き死」だという価値観ができあがる。これも〈反延命〉主義の一側面である（本書第七章も参照）。

四　ACPと「人生会議」

では、具体的に、どのような状態になったら「無益な延命」の段階に入るのか。それについては、政府、医療者、生命倫理学者、法学者がガイドラインをつくっている。それに従ってさえいれば、殺人や自殺幇助などで訴追されることはない、ということになる。厚生労働省は二〇〇七年には「終末期医療の決定プロセスに関するガイドライン」を策定、二〇一五年に「人生の最終段階における医療の決定プロセスに関するガイドライン」と改称、二〇一八年に改訂している。

そこにはもはや「延命治療」という言葉さえない。広く「人生の最終段階」における医療・ケアを、本人が医療・ケアチームと繰り返し話し合うなかで決定し、本人が決定できない場合は、その意思を推定しうる親密な関係の人と医療・ケアチームとで決定することが重要だとしている。これをアドバンス・ケア・プランニング、ACPと呼ぶ。これの「愛称」が「人生会議」である。このようにして「延命」はもはや倫理的な争点にすらならず、延命を中止するという選択肢が医師から提示され、患者・家族はそれに同意、非同意すればよいということになった。さらには患者個人の選択が不明になった状況では、家族や医療者との「人生会議」に委ねればよい。日本では多いとされる、自分で選択したくないという人にもきっと定着するだろう。

二〇一九年には、「人生会議」を啓発する目的で、厚生労働省がお笑い芸人（小籔千豊氏）を起用したポスターをつくった。病床で苦しそうな表情で、「こうなる前に、みんな「人生会議」しとこ」と呼びかける患者と、「命の危機が迫ったとき、想いは正しく伝わらない」という言葉が掲載された生々しいポスターである。これは、不安を煽る脅しであり、病院に掲示するのにふさわしくないなどという批判を受け、普及は見送られた（姫野、二〇一九）。「人生会議」をしておかなければ不本意な延命治療をされるぞという脅しとして、人々は解釈したようである。それが病院にふさわしくないと感じられたということは、病院がそもそも治療によって患者の命を長らえさせる（延命させる）ところだと人々が考えていることを示す。それを厚労省は見誤ったのだろう。〈反延命〉主義は、彼らが考えるほどには根づいていなかったのである。

人生の最終段階においてどのような医療・ケアを望むのかを、意思が表明できなくなるまでに決定しておこう、ただし意思は変わりやすいので、何度も関係者同士で確認しよう、というのは一見ニュートラルなように見える。つまり、延命志向でも〈反延命〉でもない、と。どちらも選択肢として提示するのだ、と。しかし、それは何度も繰り返される。また、患者は一人なのに対し、医師と家族は複数である。つまり、この「人生会議」は、患者がいくら最終決定者であるとしても、医師と家族が多数派を形成すれば、そちらに流れるようにできている。そして、それは何度でも繰り返される。これはインフォームドコンセントの元の意味である「十分な情報を与えられたうえでの同意」でもなければ「説明と同意」でもなく、「説得と受け入れ」になりかねない。

「情報」の多くは医師から提供され、選択肢はあらかじめ決められているものである。

そもそも、医療行為とは患者の生物学的生命を維持させる治療を起点とする。その意味では、生死がかかっている病状におけるあらゆる医療行為は「延命」である。それを「するかしないか」という選択肢が示されることで患者に及ぼすインパクトは計り知れない。しかし、いったん〈反延命〉主義の価値観を持ってしまうと、うろたえる患者は覚悟ができていない、日頃から死に向き合っていない、などと見られてしまう。医師から「こういう選択肢もあります」と言われたときに、それとは別の選択肢を提案し返すことのできる患者などごく限られているだろうし、医師は中立的立場から質問しているというより、そうすることが最善だとほのめかしていると受け止める患者は多いだろう。

五　年齢を理由に人工呼吸器の断念を迫られる患者

新型コロナウイルス感染症における人工呼吸器に関する意思表明の問題に戻る。先ほどのNHKスペシャルの番組は、人工呼吸器やECMO（体外式模型人工肺）を若い人に使ってほしいと申し出る人（高齢者）が出てきていると伝える。前出の東京医科大学八王子医療センターの平井由児医師（感染症科長）は、番組中で次のように述べている。

［他のスタッフに患者の言葉を伝言したあとで］受け入れてくれるだけでも感謝しかない。人工呼

吸器が必要なときは若い方に譲ってください、と。［インタビューに答える形で］本当に二週間、三週間でそういうご意見をご家族の方からいただく、それが増えている。普段だったらやってほしいっていう気持ちなんだろうなという、ものすごく葛藤があるんですけど、本当にこれでいいのかと思いながらみんなやっていると思います。

疑問なのは、このとき、病院の医療資源は逼迫していたのかどうかである。もし、本当に逼迫していたのなら、人工呼吸器が必要となったときには、他の病院に搬送するべきだろう。また、日本社会全体が逼迫している状況なら、患者の意思を聞く必要自体がない。できないものはできないのだから。ではなぜ冒頭の引用のように患者に選択をさせるのか。

番組では逆のケースも紹介されている。七十代の患者が人工呼吸器を使わざるを得ないぎりぎりの状況で搬送されてきた。本人は望まないと言っているが、家族は治療をしてほしいと、電話越しに訴える。このケースは、結局、症状が改善し、一命を取り留めることになったものである。高齢者であれば必ず命を落とす、ということはない。このケースは、幸い人工呼吸器なしでも回復した。だが、人工呼吸器を装着すれば回復したのに、装着せずに死亡したというケースの場合、患者（もともと死期が迫っていない）の意思に従って死なせることは正しいだろうか。

もっと痛ましいケースを神戸新聞の記者が伝えている（霍見、二〇二〇）。本人も家族も人工呼吸器装着を希望しているのに断念を迫られ、最終的に亡くなったというものである。脳梗塞のリハビリのために大阪府の病院に入院していた八十代の男性が、新型コロナウイルス感染症に院内感染した。中等症以下に対応する病院への転院に際して、娘は人工呼吸器を父親に使うかどうかを病院側から尋ねられる。本人も娘も強く希望した。ところがその後も病院側から、たびたび意思を確認される。合計で七回も問われた。「年齢もお高い」と暗に断念を迫られたという。なかには「(父親が)不使用を承諾した」と迫る医師もいた。結局、重症者用の病院に再び転院した後、ようやく人工呼吸器が装着された。しかし、その約半月後に死亡したというケースである。つまり、中等症以下対応の病院では年齢を理由に、人工呼吸器を装着しないという同意が得られるまで、繰り返し意思を確認され、その間は装着されなかった。ところが重症者対応の病院に移ったら人工呼吸器が装着された、というものである。医師個人ではなく病院組織の方針で装着されなかったケースである。現場の医師個人に責任を負わせず、病院組織が責任を負うという方針が、かえって事前に装着しないことへの「同意を取りに行く」姿勢につながっている。しかも選択をさせるのだから、装着による治療は不可能ではなかったのだろう。実際に別の病院では可能となった。形式上は「命の選択」だが、実質的には「命の選別」がなされている。

六　早すぎるトリアージ――ACPとの混同

このような「同意を取りに行く」姿勢の弊害は、「早すぎるトリアージ」である。日本の通常の救急医療におけるトリアージの基本は、重症度の高い人を優先的に救命するというものである。

もし重症度ではなく年齢で区切られるなら、高齢者は救命可能性があっても最初から見捨てられる。生命の危機に瀕している人こそ助けなければならないという平時の人道的感覚が崩れ、高リスクの人ほど、リスクがあるというだけで早期に切り捨てられるという異常な判断が横行する（している）ことになる。これは「リスクのスティグマ化」と呼ぶことができる。[*4]

いや、平時の感覚が崩れているのではなく、平時の感覚を引きずっている可能性もある。つまり、終末期医療＝人生最終段階の医療における人工呼吸器装着を「無益な延命」とし、「拒否の同意」を取りに行くという従来の慣行の延長である。尾藤誠司（二〇二〇）はコロナ治療においてACPとの混同が起こっている可能性があると指摘している。それによると、COVID-19のようなケースで登場する「気管挿管＋人工呼吸器装着」という選択肢は、数週間後には元気な姿に戻ること、すなわち「回復」を目標としたものであり、多くは「延命治療」ではない。ところが、「患者は気管挿管を希望しないと以前［入院時などに］話していた」という部分だけが切り取られてしまうという。つまり、回復可能性があって、そうすることが患者の最善の利益であっても、事前に患者自身は気管挿管を希望しないと選択したのだから、するべきではない、という判断である。

尾藤はCOVID-19とACP啓発の抱き合わせによって、かえって重症化した時点での患者の意思を尊重しにくくなる状況がつくり出されると懸念する。「もしもの時のために患者が発した意向」は、患者にとっての最善の利益となる診療／ケア方針を選択するための根拠ではなく、限られた医療資源の使用をなるべく控えるための体のいい言い訳として利用される恐れがあるとのことである。つまり、余裕があるのに節約するということである。報道などでは医療資源が逼迫している様子ばかり伝えられているが、常にそうだというわけではなく、日本全国の病院が逼迫しているわけでもない（執筆時点では）。問題は、転院や越境搬送が「選択肢」としては示されず、積極的治療をしないという選択肢が搬送されてすぐに示されることである。また、感染の波の谷間であるにもかかわらず、今後の逼迫に備えて、高齢者には医療資源を割り当てないでおこう、そのための同意を取っておこう、という節約行為が起きていないかということである。

七　広域搬送はなぜおこなわれないのか

二〇二一年四月に医療資源が逼迫していることが伝えられていた大阪府の例を続けよう。この月に、医師資格を持つ大阪府幹部（健康医療部の次長級の幹部で医師の森脇俊医療監）が、病床逼迫を理由に高齢の患者の「入院の優先順位を下げざるを得ない」とするメールを送っていたことが発覚した。コロナ患者の死亡者のほとんどは高齢者なのに、高齢者をあらかじめ入院治療の対象から外すという指示である。指示を受けた現場に近い人間は混乱したであろう。これは、形式的に選択をさせるやり方、つまり「命の選択」よりももっと直接的な「命の選別」の指示である。大阪府は府の方針ではないとし、撤回し、謝罪した（ＮＨＫ、二〇二一ａ）。実際、翌五月に大阪府で運用され始めた救急車トリアージ（ＮＨＫ、二〇二一ｂ）とトリアージ病院（ＡＢＣニュース、二〇二二）は、年齢よりも重症度で判断する通常のトリアージを基本方針とする。まずコロナ疑いの患者をトリアージ病院に運び、ＰＣＲ検査よりも迅速なＬＡＭＰ法で感染の有無を確かめ、重症度によって救急車の搬送先を決めるというものである。それによって非感染者を搬送せずに済み、ミスマッチを防ぐこともできるという狙いである。

結局、年齢による「命の選別」は、一部の医療関係者と生命倫理学者と病院組織と自治体関係者が推進している可能性がある。*5 その結果、どの地域のどの病院に搬送されたかによって、救命のための医療が受けられるかどうかが決まる。これは医療として、あってはならないことである。

大阪府幹部のメール問題が発覚した同じ月に、大阪府は重症者を滋賀県内の病院で受け入れるように要請し、一名が受け入れられたことがニュースとなった。自治体の救急車は府県境を越えられないため、民間の救急車を使っての搬送だった（日本経済新聞、二〇二一）。日本ではすでに地震などの災害において広域医療搬送がおこなわれている。ところが、一万人を超える死者が出ているコロナ災害においては、それに類した動きは目立たず、都道府県のなかで入院調整がおこなわれ、一部の病院で率先して「トリアージ」がおこなわれているという状況である。コロナ対応の遅さは、あらゆる面で目立つが、本当に救える命を救おうとするのなら、トリアージの前に、災害時のような広域搬送や越境搬送をおこなうべきであろう。

八　リスクのスティグマ化

年齢だけでなく、病気や障害も治療不開始の理由になりかねない。これもどさくさに紛れての

「リスクのスティグマ化」である。つまり、高リスク者に別のリスク（この場合は重症化したときに医療資源を譲ることによるリスク）を引き受けさせることでリスクを集中し、全体から見たスケープゴートに仕立てるというものである。それは自己犠牲的、利他的な行為として美談に仕立て上げられることもある。自らも癌を患っている医師の石蔵文信は「集中治療を譲る意志カード」をつくり、普及を呼びかけた（岩下、二〇二〇）。先ほど紹介した平井由児医師は、若者に人工呼吸器を譲る高齢者を「感謝しかない」と称えている。「スティグマ」という概念は、キリスト教の文脈では十字架にはりつけにされたキリストの傷跡、すなわち「聖痕」を指す。それは罪なくして、人類の罪を背負った証である。社会から貼られたマイナスのラベリングを引き受けて死を選択することは、社会全体を守る犠牲、英雄的決断として賞賛されることがある。人工呼吸器の非装着を選択した高齢患者に対して、医療者たちは感謝の意を示すであろう。それによって、新型コロナウイルス感染症という、患者自身の自律性が徹底的に奪われる病において、患者はかろうじて主体性を発揮することができる。これは、臓器移植を賞賛するレトリックにも通じる。

しかし、それは医療資源の「節約」のためにおこなわれた「無益」な英雄的決断であったかもしれない。さらに、他の高リスク者に自己犠牲を迫るプレッシャーとなる可能性もある。

米国アラバマ州では、精神的遅滞や重度認知症や植物状態の患者は人工呼吸器装着の優先順位を下げるというガイドラインが策定されかかったが、障害者団体の抗議を受け、取り下げられた（McCloskey, 2020）。ＤＰＩ（障害者インターナショナル）日本会議は「新型コロナウィルス対策における障害のある者への人権保障に関する要望」を総理大臣に提出した（DPI日本会議、二〇二〇）。人工呼吸器を装着して活動する舩後靖彦参議院議員は「命の価値は横一列」とし、必要な人に付けられる体制の整備を訴えた（舩後、二〇二〇）。NHKの番組『バリバラ』では、人工呼吸器を装着する障害者が、ヘルパー不足、施設で集団感染に直面している現状で、命の選別の議論が先行するのは、優生思想の復活だと警鐘を鳴らした（NHK『バリバラ』、二〇二〇）。

　こうした懸念は決して杞憂ではない。日本の新型コロナウイルス感染症の初の感染者が確認されてから一年、厚生労働省で対応を指揮していた鈴木康裕（前医療技監）は次のように述べている。

> ちょっと言い方が難しいですけれども、私は日本人はもう少しこう、究極の選択についての議論をすべきだと思うんです。
>
> 例えば、だからある病院に一つしか人工呼吸器がないけれども、そこに3人の人工呼吸器が必要な人が来た場合、誰に付けるかこの選択をお医者さんしなきゃいけないですね。でも一般的にそれを議論しようとするとみんな作れって議論になる。人工呼吸器は一個しかないですから、そのときに若い人を救うのか、それとも生産性の高い人を救うのか、男なのか女なのか、これは非常に難しい問題で正解はないかもしれませんけれども、あの単にお医者さんだけに押し付けるんじゃなくて、これやっぱり社会全体の問題として議論すべきだと思います。（滝澤、二〇二一）

厚労省の医系技官トップの発言としては衝撃的だと言えよう。まず人工呼吸器を増産するべきだというのが一般的な考えだとしておきながら、一個しかない状況を想定した議論をしているという問題が指摘できる。実は、アメリカはコロナのために増産した人工呼吸器が余ってしまい、安倍前首相とトランプ前大統領の会談では日本が買い取ることが話し合われ、その際に、日本でも不足はしていないが、今後に備えて買い取るという約束が交わされている（読売新聞、二〇二〇）。その後、インドで感染が拡大したときに、日本はインドに人工呼吸器を送っている（佐藤、二〇二一）。実際に病院で問題になるのは人工呼吸器の数ではなく、病床と医療スタッフである。これは広域搬送をなぜかおこなわないために、あたかも人工呼吸器が足りないかのような問題が仕立て上げられているのである。

そのような問題を立てたうえで、鈴木は、もはや救命可能性ではなく、生産性を基準とした配分を議論するよう示唆している。これまで、高齢者より若者への配分を優先するという議論が考慮していたのは、救命可能性という基準であった。ところが、「生産性の高い人を救う」ということが、厚労省医系技官のトップの念頭にあることが明らかとなった。「男なのか女なのか」という論点の提示も文脈上、どちらのほうが生産性が高いのかという問いかけだと理解できる。鈴木は、もともと生産性の高い人間が生きるべきだという優生思想を強く持っていたのだろう。そして、それをコロナ禍を機に国民に浸透させようとしているのである。

九　コロナ死生観調査から見える「命の選別」への非同意

　この問題について、私がおこなった「新型コロナウイルス感染症に関わる死生観調査」のデータの一部を参照しよう*6（表1参照）。患者数に比して医療資源が乏しいときの、資源割り当ての優先度、すなわち「命の選別」に関する質問を問うたものである。そして、これらの質問の後で、事前に「命の選別」の原則を決めることが、早すぎる治療終了につながる恐れがあると思うかを問うてみた。

　結果として、驚くことに、早すぎるトリアージの弊害は六割以上の人が認識していた。これは年齢と相関していた。つまり、高齢者ほど早すぎるトリアージの恐れがあるという意見に同意した。また、若い人に医療資源を割り当てるべきだという考えには六割以上が賛同していない。年齢との負の相関があり、年齢が高くなるほど、この意見に賛同しないという結果である。ということは、若い人に人工呼吸器を譲りたいと申し出ている高齢者が増えているというNHKスペシャルの報道内容は、そういう人が出てきているという意味では事実かもしれないが、一般的ではないことになる。回復可能性を資源配分の基準とするべきだという意見は年齢との相関なく六割以上に支持されている。しかし、回答者たちは、それが高齢者切り捨てを意味するものとは必ずしも考えていない。なお、末期癌患者などには割り当てるべきでないという見解については割れている。これは、末期癌患者への人工呼吸器の非装着に慣れているような医療関係者にとって

	全くそう思わない＋あまりそう思わない（％）	ややそう思う＋とてもそう思う（％）	スコアと年齢との相関係数	有意性
COVID-19の患者が多すぎて、限られた医療資源しかないなら、使える分を症状が重い人に割り当てるべきだ。 （医療資源：COVID-19を治療するために必要な医療従事者、薬品、人工呼吸器、集中治療室など）	22.9	77.1	0.13116	**
COVID-19の患者が多すぎて、限られた医療資源しかないなら、使える分を基礎疾患がある人に割り当てるべきだ。	29.2	70.8	0.11884	**
COVID-19の患者が多すぎて、限られた医療資源しかないなら、使える分を若い人に割り当てるべきだ。	64.5	35.5	-0.06702	*
COVID-19の患者が多すぎて、限られた医療資源しかないなら、使える分を回復の見込みがある人に割り当てるべきだ。	36.7	63.3	0.00222	
COVID-19の患者が多すぎて、限られた医療資源しかないなら、使える分を末期癌など、すでに死に至る病を患っている人には割り当てるべきではない。	55.5	44.5	-0.00183	
COVID-19の患者が多すぎて、人工呼吸器や集中治療室が不足しているときに、使える分をどの患者に割り当てるかは、現場の医師が決めるべきだ。事前に「命の選別」（トリアージ）の方針を決めることは早すぎる治療終了につながる恐れがある。	33.8	66.2	0.08169	**

N=1125。r>0.05845ならp<.05（5％水準で有意）、r>0.07677ならp<.001とする（1％水準で有意）

表1　新型コロナウイルス感染症に関わる死生観調査

は意外な数字ではないか。

以上のことから、高齢者に人工呼吸器の使用の断念を迫るような「同意」の取り方や、「譲るカード」などを推進する医師の行動は、広く一般の人々にとっては勇み足であると受け取られる可能性がある。島薗進は、新型コロナウイルス感染症に関する医療資源配分については、少なくとも日本では多くの人々に受け入れられるような妥当性を持った定式化がなされておらず、トリアージの適用範囲となるかどうかも問い直す必要がある、とする（島薗、二〇二〇）。

むしろ今回の調査で明らかになった基本的傾向は、「重症患者、また高齢者や基礎疾患のある人（重症患者予備軍）に医療資源を当てるべきだ」というごく普通の考えである。また、回答者たちは、あくまで回復の見込みのある人のために使うべきだ、という回復可能性を基準とすることには賛同する傾向がある。早すぎるトリアージに傾く医療者・医療施設から見ると、矛盾に思えるかもしれないが、むしろ一般人の方が本来の災害時トリアージの考えに近い。つまり、「弱っている人を助けるべきだ。しかし、医療資源逼迫の際には、助かりそうにないという段階に至ったら治療中断とするべきだ」というものである。これは、「まだ死期が迫っていない人に予め治療を諦めさせ、積極的治療をおこなわない」というのとはまったく異なる。前者の方針を採るべき医療者が、なぜか率先して「命の選別」に傾いている。これは「延命」のための人工呼吸器装着をおこなうかどうかを繰り返し尋ね、同意を取りに行くＡＣＰのやり方を、「回復」のための人工呼吸器装着のケースに自動的に当てはめたことによる「無益」な資源節約ではないか。

回答者が若い人にとくに医療資源を割り当てるべきだという意見に傾かなかったのは、若者は軽症に終わることが多いと考えていたからだろう。回復の見込みを重視するといっても、軽症に終わる可能性が高い若い人に医療資源を優先的に配分するのは妥当ではないという判断である。もちろん、命を等しく救おうとする普通の医療者ならこれに賛同するだろう。しかし、組織的な方針として高齢者への医療資源の割り当てに消極的になり、患者本人の同意があれば、この普通ではない年齢による資源配分が医療者の間で標準化する恐れはある。

一〇　公立福生病院透析中止事件の重要性――本書の出発点

(1)　事件の概要

本書の編集の出発点は、二〇一九年一二月一五日に東京大学で開催されたシンポジウム「安楽死・尊厳死問題を考える――公立福生病院事件と反延命主義」(主催：現代の死生問題を考えるネットワーク)にある。このシンポジウムは、二〇一八年八月に起きた東京都の公立福生病院での透析中止事件を、死生学や生命倫理問題に関心を持つ研究者・医師・ジャーナリストとともに考えることを趣旨とするものであった(堀江、二〇一九)。

事件の概要は、以下のようなものである(詳細は本書第二章参照)。人工透析治療を受けていた女性患者(四四歳)が、シャント(血液浄化のために腕に造った血管の分路)がつぶれたため、通院していた診療所の紹介状を持って東京都の公立福生病院を訪れる。それに対し、病院の担当外科医が、首周辺に管（カテーテル）を入れて透析治療を続けるか、透析治療を中止するかという二つの選択肢を提示する。女性は中止を決めて「透析離脱証明書」に署名し、いったん帰宅する。そして、五日後に苦しさを訴えて入院、次の日に透析終了の意思を翻して再開を希望する。ところが、医師は「正気」「清明」だったときの意思を重視するとし、透析を再開せず、苦痛を和らげる治療（鎮静）をおこなう。それは致死量と目されるドルミカムの投与を伴っていた（本書第二章参照）。当初、透析中止から二〜三週間ぐらいで死を迎えると外科医は言っていたにもかかわらず、患者は鎮静措置の約五時間後に死亡した。

およそこのような経緯を二〇一九年三月七日に毎日新聞が報じ（ドルミカム投与の部分は除く）、さらに都が立ち入り検査をおこなったことが、大きなニュースとなった。これに対して、病院側は真っ向から反論をした。透析を受けている患者は終末期にあり、透析を受けない権利を患者に認めるべきだと主張したのである。

（2）ネット上の反応

この事件に関して見逃せないのは、スクープをした毎日新聞に対してネット上で非難・中傷が続いていることである。二〇一六年に「自業自得の人工透析患者なんて、全員実費負担にさせよ！無理だと泣くならそのまま殺せ！」と訴えた元アナウンサーの長谷川豊（衆院選に立候補の経歴あり）は、記事発表直後（二〇一九年三月七日）に「恐らく現場もロクに取材せずに思い込みで書き綴っている」と断定し、実際に現場で患者と向きあっている医師の話を慎重に聞くべきだとブログで主張した（長谷川、二〇一九）。また医師を名乗る人物が「毎日新聞によるミスリード：福生病院 透析中止の件について」というブログを書き（二〇一九年三月一二日）、「医師は女性を薬で落ち着かせ、再度女性と話したところ、女性は透析再開を希望しなかった」ことを毎日新聞は伝えていないとし、「「延命治療＝善」で「尊厳死＝悪」という報道」だと批判し、ツイッターなどで拡散させた（hisacchi、二〇一九、なおツイッターではDr. Hisacchiを名乗る）。さらに、福生病院の担当外科医は、東京新聞の取材[*7]に対し、「透析の中止は提示していない。治療が難しくなり、別の方法を提案すると女性が拒んだ」と主張し、遺族ともトラブルになっていないと説明した（東京新聞、二〇一九）。これが、毎日新聞の記事が間違っているということの根拠としてしばしば引用されるようになる。シンポジウム開催の案内に対しても、「不正確な記事」にもとづいて議論しても意味がないという批判が出た。もちろん、担当外科医の「透析の中止は提示していない」という取材への回答のほうが不正確である。以下は、被害女性に対する福生病院の医師の説明（二〇一八年八月九日）で、カルテの記載にもとづいて弁護士（のちに遺族が起こした訴訟で原告側についた弁護士）がまとめたものである。

血液透析は治療ではない。腎不全というものによる死期を遠ざけているにすぎない。また、多くの犠牲もつきものであるため、最も大切なのは自己意志である。今後も透析を継続して

> 延命を図るのであれば新規アクセスの造設を行うが、透析の継続を望まないのであれば、手術は行う必要はない。その際、二〜三週間程度の寿命となることが予想できる。繰り返すが、どうするかの選択は本人意志《ママ》である（内田、二〇一九、二頁）。

ここでは人工透析が明確に「延命」とされている。二〇一九年一〇月一七日の提訴報告集会では、二二年も人工透析を受けている患者当事者も発言し、「二二年も末期だというのか」と怒りの声を上げた。当該の医師は、透析継続の選択肢は「犠牲」が伴う「延命」だとし、透析中止の選択肢なら手術の必要がないが、二〜三週間程度の「寿命」だとし、「本人意志」による選択が大切だとしている。東京新聞が伝えた医師側による「透析の中止を提示していない」という説明も「遺族とトラブルになっていない」という説明も「不正確」である。しかし、ネット上に突然湧いた病院擁護派は、この医師の発言をもって、毎日新聞の報道を「不正確」だと決めつける。

（3）日本透析医学会の事後のガイドライン改定の動き

さらに日本透析医学会の動きも見逃せない。二〇一九年三月に東京都が立ち入り検査をした際には、同学会のガイドラインが問題指摘の根拠となっていた。つまり、治療中止の条件は、透析がかえって危険な場合や全身状態がきわめて不良な終末期に限るとしたものである。都の検査を受けた病院側は逸脱を認めたうえで、現在のガイドラインは厳しすぎると発言していたと伝えられる（朝日新聞、二〇一九／産経新聞、二〇一九）。三月の時点で、新聞等で意見を求められた第三者的立場の専門医には病院側に批判的なものが多いように見受けられる。ところが、日本透析医学会は五月に「ステートメント」を発表し、透析終了の意思が尊重されてよい事案だとし、終末期以外の患者にも透析終了の選択を提示するガイドラインの改定を示唆した。つまり病院と医師の行為を追認する姿勢を明確にしたのである（日本透析医学会、二〇一九）。

ＡＣＰの方針はさまざまな医学関係の学会における個別のガイドラインで、人工呼吸や人工栄養の導入の差し控え・中止として具体化されている。日本透析医学会のガイドライン「維持血液透析の開始と継続に関する意思決定プロセスについての提言」も、人工透析の継続見合わせ（非導入・中止）について記述している。このガイドラインは二〇一四年に出されているが、公立福生病院においては二〇一三年から二〇一七年の間に終末期ではない患者に「非導入」の選択肢を示し、二〇人が死亡しているとされる（東京都への複数新聞の取材による。日本経済新聞、二〇一九）。「公立福生病院透析中止事件」の背景には、このような動きがある。そして日本透析医学会がこの福生病院側の運用に合わせてガイドラインを改訂しようとしていることから、[*8] この事件は、安楽死問題の日本的展開――法制化よりも、現場の運用と学会等のガイドラインを先行させ、既成事実化する――の最前線として位置づけられるだろう。ここで危惧されるのは、本来は国民的議論を経るべき、重要な死生に関わる問題が、政治、医学会、現場の医師の先行事例（加えて組織的なネット世論）によって一定方向に進められているということである。

これまで見てきたように、新型コロナウイルス感染症における「命の選別」「トリアージ」においても、まったく同じような戦略、つまりどさくさに紛れて既成事実を積み上げるという戦略が採られていることが理解できるであろう。

（４）ネット上の「医療右翼」、安楽死支持者、安楽死志願者

事件後の日本透析医学会の動きに対して、患者や障害者などを含む複数の市民団体が、死へ誘導する行為を容認できないなどとする抗議声明を出している。また、二〇一九年一〇月には遺族が病院運営側を提訴し、現在も裁判は続いている。

この事件の直接的なポイントは、透析終了の是非、患者とのコミュニケーションの是非にあると言えるだろう。しかし、それに劣らぬほど重要なのは、病院側を擁護する形での透析医学会によるガイドラインの改訂であり、終末期以外の患者にも透析終了の選択肢を示すことが、生命倫理上許されるのかという問題である。

さらに、このような動きが情報のコントロール、とりわけ政治的背景を持つネット言論による報道機関のバッシングと連動しているという問題がある。これは、現代日本社会における死生をめぐる問題のあり方をとらえるうえで看過できない。つまり、人工透析を「延命」とし、その中止という選択肢を患者に提示することを推進する発言が、自称「医師」、ないし通常は右翼的な政治的発言を投稿しているアカウントによってなされ、毎日新聞以外のメディアはこれについて

の追加的な調査報道をおこなわなくなってしまったという問題である。

新型コロナウイルス感染症発生後も、少数の専門家と自称「医療関係者」がネット上で、PCR検査は精度が低く、検査を拡大すれば擬陽性の患者が病院に殺到し、医療崩壊が起こるという風説を流布させた。なお、こうしたネット上での医療に関する特殊な言論を「医療右翼」と呼ぶことを示唆するツイートを筆者が投稿したところ、一〇〇件以上の誹謗中傷を伴うコメントが集中砲火のように浴びせられた（堀江、二〇二〇／GjX0Xz3zYjhkvrd、二〇二〇）。これらの攻撃的反応が、逆に特殊な政治勢力の存在を立証している。

このようなネット言論自体が、日本における安楽死、尊厳死の是非とそれをめぐる言論のあり方に影響を与える重大な生命倫理問題になっていると筆者は考える。実際、この事件での病院側の擁護者には、安楽死に賛成するだけでなく、病気を抱えており、自身の希死念慮を吐露する者も見られた。難病を抱えて安楽死支持を訴える人々と自称医師たちは、ネット上で奇妙な連携をとっている。そのような関係性の中で起きたのが、二〇一九年一一月に京都で起きた「ALS嘱託殺人」事件であろう。

ネット上には、相模原障害者殺傷事件への共感、「生産性」や「価値」のない命を「無益」なまま長らえさせておくことにあからさまに反対する言論が飛び交っている。筆者はこうした風潮を継続的に観察している。以上のような公立福生病院事件をめぐって見えてきた状況を、「〈反延命〉主義」という言葉で広く括って、これまで別個のものと考えられてきた現象のつながりを明らかにしようというのが、本書を編集しようと考えるに至った意図である。〈反延命〉主義の根拠はさまざまである。「生産性」のない生の価値をあからさまに否定するもの、改善の見込みがないまま苦痛を長く味わわせることの非倫理性を説くもの、社会保障の財源や医療資源の不足を暗示するもの、日本人の死生観の伝統を引き合いに出すものなど、複雑に絡み合っている。

二　抗うことが必要な時代

公立福生病院透析中止事件は、〈反延命〉主義を考えるうえで非常に重要な位置を占める。患者自身の希死念慮、人工透析を「延命」と考える医師の信念、そして日本透析医学会によるその追認などを見ればわかるように、延命の範囲拡大の最前線において起こった事件である。当初は、前述のシンポジウムをもとに一冊の本を編集したいと企画を練っていた。そこに、COVID-19のパンデミックが突如視界に現れた。

現在、マスコミもインターネットも、パンデミックに関する情報であふれている。この情報爆発（インフォデミック）によって、〈反延命〉主義の最前線にあると思われた公立福生病院透析中止事件が埋もれてしまわないように問題提起をすること、それを通して〈反延命〉主義そのものを問題化することがきわめて重要であろう。

パンデミックという非常事態のなかで高齢者や慢性疾患患者の切り捨てが当然のようにおこなわれた後に、われわれはそもそも〈反延命〉主義が問題だと思えるような感受性を持っているだろうか。こうした非人間的な事態に人間的であろうと抗うことが必要な時代、それが〈反延命〉主義の時代である。

＊1　二〇二一年六月一四日現在。国立社会保障・人口問題研究所（二〇二一）によると、一万四一三二人中、七十代以上だけで七九五八人である。自治体によっては「高齢者」（六五歳以上）とのみ公表しているものがある。それと六十代を加えた場合は、九〇四四人となる。

＊2　堀江宗正・白岩祐子「一般的日本人の死生観の基礎的調査」二〇一九年二月一九～二一日実施。マクロミル社の登録モニター一二七九人が対象。それぞれ「全くそう思わない」「あまりそう思わない」「ややそう思う」「とてもそう思う」のなかから一つを選択し、一～四の点数を割当、この点数同士の相関係数を出した。相関係数r＝〇・一一五六七、一％水準で有意（r>0.07201ならp<0.01）。

＊3　二〇二〇年（令和二年）の場合、二万一〇八一人中、一万一九五人が健康問題によって自殺している（厚生労働省自殺対策推進室・警察庁生活安全局生活安全企画課、二〇二一、二三頁）。

＊4　この「リスクのスティグマ化」という言葉自体は、筆者がこの話を、東京カレッジ連続シンポジウム「コロナ危機後の社会」③「脆さ・弱さと共にある連帯の社会システムへ」で発表したときに、司会者の福永真弓が使ったものである（二〇二一年四月六日）。

＊5　たとえば、田中良・東京都杉並区長は、「生還できた人と、できなかった人の差は何なのか。国や都は早急に情報を公開して国民的・都民的な議論を行い、トリアージ（治療優先度の順位付け）のガイドラインをつくるべきだ」と都知事に訴え、「人工呼吸器などを付けても延命にしかならないようなケース」には人工呼吸器を付けないという考えを示している（葉上、二〇二一）。

＊6　東京大学大学院人文社会系研究科研究倫理審査承認済（UTOT2000-1）。調査期間は、二〇二一年三月

一六～一八日。調査対象は、株式会社マクロミルの一搬人パネル一一七五人。サンプリング方法は、日本人の属性（性別・年齢・地方）に合わせた層化抽出法。ただし、年齢の最上位カテゴリーは「六十代以上」としたため、実際の日本人の年齢構成よりも七十代以上が少ない。

＊７　担当外科医は毎日新聞に対しては取材を拒否した（毎日新聞、二〇一九）。

＊８　日本透析医学会では、二〇二〇年にガイドラインという形ではなく、主体も学会ではなく「委員会」として「提言」を発表した（透析の開始と継続に関する意思決定プロセスについての提言作成委員会、二〇二〇）。そこでは「透析非導入」の代わりに「ＣＫＭ（conservative kidney management）」という言葉が用いられ、「保存的腎臓療法」と訳されている（一七五頁）。もとの英語は「**management**」なので「管理」と訳すべきだが、「療法」とされ、あたかも治療を続行しているような印象を与える。また、「透析非導入」の代わりに「透析見合わせ」という言葉も頻用され、「透析を一時的に実施せずに、病状の変化によっては透析を開始する、または、再開する」という意味も持たせた。そして「終末期」という言葉も「人生の最終段階」に置き換えられた。「意思決定能力を有する患者、または意思決定能力を有さない患者の家族等から医療チームに透析見合わせの申し出があった場合には、医師が生命維持のために透析を永続的に必要とするＥＳＫＤ［末期腎不全］と診断した時点から人生の最終段階となる」（一八七頁）とあり、末期にも人生の最終段階にもない患者でも、透析を見合わせて末期腎不全の状態になったら、「人生の最終段階」になったとする。そして、この「保守的腎臓療法」は、透析の開始が必要になった時点で、「利益と不利益を理解できるまで話し合う」とした。これは一般の患者にも分かりやすい言葉で言い直すと、末期ではないのに透析不開始の選択肢を納得するまで提示するということを意味する。

参考文献

（ＵＲＬはすべて二〇二一年五月二二日に最終アクセス）

『ＡＢＣニュース』「感染疑いの救急患者に　大阪府「トリアージ病院」本格運用へ」二〇二一年五月一六日。https://www.asahi.co.jp/webnews/pages/abc_6315.html

ＤＰＩ日本会議「新型コロナウィルス対策における障害のある者への人権保障に関する要望」二〇二〇年、四月一三日。https://www.dpi-japan.org/blog/demand/corona_disability/

GjX0Xz3zYjhkvrd「新説「ワクチンに賛成するものは右翼であり反山本太郎である」」『Togetter』二〇二〇年六月一九日。https://togetter.com/li/1545378

hisacchi「毎日新聞によるミスリード：福生病院　透析中止の件について」『総合診療医：誰もがわかりやすく医療を理解する事ができるブログ』二〇一九年三月一二日。https://ameblo.jp/hisayacchi/entry-12445904010.html

Long, Susan Orpett(2004) "Cultural Scripts for a Good Death in Japan and the United States: Similarities and Differences.",*Social Science & Medicine*, 58(5), 913-928. doi:10.1016/j.socscimed.2003.10.037

McCloskey, Jimmy(2020) "People with Down Syndrome could be Left to Die of Coronavirus to 'Save' Medical Supplies,"*Metro*, 27 March, https://metro.co.uk/2020/03/27/people-syndrome-may-lower-priority-live-saving-coronavirus-care-12466194

ＮＨＫ（二〇二一ａ）「大阪府幹部「高齢者の入院 優先順位下げざるを得ず」府は撤回」四月三〇日。https://www3.nhk.or.jp/news/html/20210430/k10013005951000.html

ＮＨＫ（二〇二一ｂ）「行き場のない救急車をトリアージ 大阪 生と死 狭間の現場より」五月一七日。https://www3.nhk.or.jp/news/html/20210517/k10013026711000.html

ＮＨＫ「新型コロナ　世界ではなにが起きている?-」『バリバラ』二〇二〇年五月七日。https://www6.nhk.or.jp/baribara/lineup/single.html?i=1329

『朝日新聞』「透析中止、四人以上死亡　学会、立ち入り調査へ　東京・福生病院」二〇一九年三月九日付朝刊、三九面。

岩下明日香（二〇二〇）「「人工呼吸器」若者に〝譲るカード〟コロナ第2波に備える医師の意図は」『週刊朝日』六月四日。https://dot.asahi.com/wa/2020060300011.html?page=1

内田明「訴状の概要について」『公立福生病院透析中止事件提訴報告集会』（公立福生病院事件を考える連絡会）二〇一九年一〇月一七日。

厚生労働省自殺対策推進室・警察庁生活安全局生活安全企画課（二〇二一）「令和二年中における自殺の状況」https://www.npa.go.jp/safetylife/seianki/jisatsu/R03/R02_jisatuno_joukyou.pdf

国立社会保障・人口問題研究所（二〇二一）「新型コロナウィルス感染症について」www.ipss.go.jp/projects/j/Choju/covid19/index.asp

小松美彦（二〇二〇）『【増補決定版】「自己決定権」という罠――ナチスから新型コロナ感染症まで』現代書館。

佐藤達弥「インドに人工呼吸器を提供へ　感染拡大で機器不足が深刻」二〇二一年四月三〇日付。https://www.asahi.com/articles/ASP4Z5T7HP4ZUTFK009.html

『産経新聞』「担当医、学会ガイドラインに不満　福生病院の透析中止」二〇一九年三月九日付。https://www.sankei.com/affairs/news/190309/afr1903090014-n1.html

『産経新聞』「医療現場、迫られる「命の選別」　高齢患者の人工呼吸器、難しい判断」二〇二一年一月八日。https://www.sankei.com/life/news/210108/lif2101080057-n1.html

島薗進「コロナ禍での医療資源配分をめぐる問い――人工呼吸器の配分とトリアージ」『日本医師会COVID-19有識者会議』二〇二〇年八月七日。https://www.covid19-jma-medical-expert-meeting.jp/topic/3352

生命・医療倫理研究会「COVID-19の感染爆発時における人工呼吸器の配分を判断するプロセスについての提

言」二〇二〇年三月三〇日。http://square.umin.ac.jp/biomedicalethics/activities/ventilator_allocation.html

相馬孝博・山本修一「新型コロナウイルス診療におけるPOLST」『日本医師会 COVID-19 有識者会議』二〇二〇五月一九日。https://www.covid19-jma-medical-expert-meeting.jp/topic/1593

滝澤教子「「PCR能力を強化すべきだった」厚労省〝元指揮官〟が語る反省点と今後の展望 コロナ初確認から一年」『FNNプライムオンライン』二〇二一年一月一五日。https://www.fnn.jp/articles/-/131459

霍見真一郎「人工呼吸器、暗に断念迫られ コロナで死亡の高齢男性」『神戸新聞』二〇二〇年一二月三一日。https://www.kobe-np.co.jp/news/sougou/202012/0013976178.shtml

『東京新聞』「担当医「透析中止を提示せず」 福生病院「別の方法拒まれた」」二〇一九年三月二九日付朝刊。https://www.tokyo-np.co.jp/article/national/list/201903/CK2019032902000142.html

「透析の開始と継続に関する意思決定プロセスについての提言作成委員会（二〇二〇）「透析の開始と継続に関する意思決定プロセスについての提言」『透析会誌』五三（四）、一七三－二一七頁。https://www.jsdt.or.jp/dialysis/2094.html」

日本医師会生命倫理懇談会（一九九〇）「『説明と同意』についての報告」『日本医師会雑誌』一〇三（四）、五一五－五三五頁。

『日本経済新聞』「透析治療、二〇人導入せず、福生病院、複数死亡か、都が調査」二〇一九年三月九日朝刊、三九面。

『日本経済新聞』「大阪の新型コロナ重症者1人、滋賀県の病院が受け入れ」二〇二一年四月二二日付。https://www.nikkei.com/article/DGXZQOUF229ZU0S1A420C2000000/

日本透析医学会「日本透析医学会ステートメント」二〇一九年五月三一日。https://www.jsdt.or.jp/info/2565.html

葉上太郎「「小池都知事は責任を果たせ！」命の選別が迫る医療現場…杉並区長が〝無策すぎる都政〟を告発」『文春オンライン』二〇二一年一月一一日。https://bunshun.jp/articles/-/42785

長谷川豊「「人工透析なんてつなぎだよ」そう言える日本にしよう!」『長谷川豊公式コラム』二〇一九年三月七日。http://blog.livedoor.jp/hasegawa_yutaka/archives/53107423.html

姫野直行「小籔さん起用の「人生会議」ポスター、批判受け発送中止」『朝日新聞アピタル』二〇一九年一一月二六日。https://www.asahi.com/articles/ASMCV5R5YMCVULBJ01G.html

舩後靖彦「新型コロナウイルスの感染拡大に伴う「命の選別」への声明」『舩後靖彦 Official site』二〇二〇年四月一三日。https://yasuhiko-funago.jp/page-200413/

堀江宗正（二〇一七）「死と看取りの宗教心理――自己の死と他者の死のつながり」清水哲郎・会田薫子編『医療・介護のための死生学入門』東京大学出版会、一四一―一七一頁。

――（二〇一九）「告知：シンポジウム「安楽死・尊厳死問題を考える――公立福生病院事件と反延命主義」」https://note.com/norichikahorie/n/n7c8cce01691d

――「医療右翼、メディカル・ライトと呼べそうな勢力がコロナ禍によって浮き彫りになった」『Twitter』二〇二〇年六月一六日。https://twitter.com/NorichikaHorie/status/1272794612688535552

『毎日新聞』「東京・公立福生病院：透析中止死亡　担当医「女性が手術拒否」　毎日新聞の取材拒否」二〇一九年三月二九日付朝刊、三〇面。

『読売新聞』「「第二波」に備え、米国製の人工呼吸器一〇〇〇台購入へ」二〇二〇年五月三〇日。https://www.yomiuri.co.jp/politics/20200530-OYT1T50206/

尾藤誠司（二〇二〇）「新型コロナに関連付けたＡＣＰの啓発には抵抗があります」『日経メディカル』一一月一〇日。https://medical.nikkeibp.co.jp/leaf/mem/pub/blog/bito/202011/567813.html

第一章　〈反延命〉主義の現在と根源
――ドキュメンタリー番組《彼女は安楽死を選んだ》の批判的検討

小松美彦

はじめに――本稿の概要と「批判」の真髄

近年の日本では、「延命」という言葉は否定的な意味で使われることが多くなった。むしろそれが普通になった感さえある。特に「延命治療」の語はそうであろう。しかも、その語を「延命措置」と言い換えつつ、「人間の尊厳」を奪うものとする論著や映像作品が巷に溢れている。筆者自身が遠縁を見舞った際も、その老母は主治医にこう懇願したのであった。「延命措置だけは勘弁してください」。彼女にいかなる施術が想い浮かべられていたのかは不明だが、一見唐突なその懇願は、日本の現況を照らし出しているように思われるのである。

そこで本稿では、「〈反延命〉主義の時代」ともいえる日本の現在について考えてみたいと思う。

はじめに確認しておくと、そもそも「延命主義」なるものが存在したわけではない。「延命」は医学の当為であったが、それに異を唱える潮流がいわば〈反延命〉主義として現れ、勢いを増して今日に至るのである（本書「はじめに」を参照）。このような状況にあって、本稿が焦点を当てるのは、《彼女は安楽死を選んだ》というドキュメンタリー番組である。今日の趨勢を象徴し、さらに助長する番組だと思われるからである。

具体的な論述は次のように進める。まず、「延命」の元来の語義を見定め、それがいつ頃からいかに変容したのかを概観する（第一節）。そのうえで、《彼女は安楽死を選んだ》を扱い、多角的かつ批判的に検討する（第二節〜第五節）。そして最後に、〈反延命〉主義の根源思想に論及する（おわりに）。

以上の考察に先立ち、「批判」に関するM・フーコーの言説を確認しておきたい。というのも、批判と批難が混同されるばかりか、コロナ禍にあってすら批判がタブーであるかのような空気が蔓延するなか、フーコーの言説は批判の真髄を明らかにしているからである。

批判とは、物事の現状がよくないと述べることではありません。そうではなく、私たちが正しいものとして受け入れている〔日々の道徳的・社会的な〕実践行為が、いかなる種類の自明性や慣習性に基づいているのか、そして、身につけたまま省みることのないいかなる思考様式に基づいているのか、それを見極めることこそが批判に他なりません。〔…〕／したがって、あらゆる変革のためには、批判（しかも根底的な批判）は絶対に不可欠なのです。なぜなら、同じ思考様式にとどまっているような変革は、つまり、従来と同じ思考を現実の状況によりよく適合させる方途にすぎないような変革は、皮相な変革でしかないからです。〔…〕／実際、根底的な変革への邁進は、永続的な批判によってたえず揺さぶられているような自由な空気の中でしかなされえない、と私は思うのです。（Foucault, 2001, 999-1000＝三九六－三九七頁、既訳を参照した拙訳）

一　「延命」の語義とその変容

フーコーの言説を踏まえ、「延命」という日本語の意味の確認から始めよう。

元来、「延命」の語に否定的な意味はない。『広辞苑』第一版（一九六〇年）を開くと、まず、「いのちを延ばすこと」とある。そして、「延命観音」、「延命菊」、「延命子安地蔵」、「延命地蔵」、「延命酒」、「延命草」、「延命袋」、「延命法」、「延命菩薩」などの肯定的な意味を擁した亜項目が並び、それらの内容が簡潔に記されている。この記載法は二〇一八年発行の第七版（最新版）まで一貫しており、亜項目の種類と説明内容もほとんど変わっていない。しかも第五版（一九九八年）以降では、「延命」の語義を明確にすべく、冒頭の「いのちを延ばすこと」に「息災延命」が付記されている。そこで「息災」の項目を見ると、およそ次のごとくである。「①仏力で災害を消滅させること。②身にさわりのないこと。達者。無事。「無病息災」」。すなわち、そもそも「延命」

とは、仏教関連の用語なのであり、「いのちを延ばすこと」をひたすら肯定したものに他ならない。「延命治療」の語もまた同様である。その初出は意外にも二〇一八年刊行の最新版であるが、やはり「延命」の亜項目として、こう記されている。「生命をながらえさせるための治療。多く、治療を施さなければ死が近い場合をいう」。つまり、『広辞苑』では現在にあっても、「延命治療」の語にすら否定的な意味や用法は明記されていないのである。*1

ならば、医療関係の言葉として、日本で「延命」の意味に変化が萌したのはいつ頃のことなのだろうか。三大全国紙においては、一九七五年一一月四日の『毎日新聞』夕刊が嚆矢だと思しい。「延命か死か　どちらが人道的？」の見出しのもと、実名と写真入りの〝植物人間〟の回復事例とともに、「安楽死協会設立準備会」の太田典礼《てんれい》らの安楽死肯定論が報じられているのである。次は七六年五月一日の『読売新聞』。作家の沢《ママ》地久枝による寄稿「安楽死――ひそかな願い」である。その中で澤地は次のように嘆じている。「病因や治療法の解明のすすみ方に対して、人工呼吸装置など、「延命」の技術の方が先行しているから、完全に植物人間となって治癒のみこみがなくても、「生かされて」しまう可能性が大きくなった」、と。澤地の寄稿は、太田らによる安楽死法制化運動に抗した医事評論家・石垣純二への追悼も兼ねているのだが、しかし、澤地は太田らと同種の見解を示したのである。

『朝日新聞』は最後発であり、初出は七七年六月三〇日、藤田真一《しんいち》記者による連載「植物人間の記録」第一五回においてである。*2 ただし後発とはいえ、朝日の関連記事は他紙よりも否定の色彩が強い。同年一二月五日には、「「人間らしい死」東西で研究集会　延命技術だけの医療反省」の見出しが躍り、同月二九日の論壇欄には、日本安楽死協会理事長となった太田典礼の小論が掲載されている。その中で太田は、脳死者をして「人間の生命とはいえない」と断じ、「植物人間の長期延命も過剰治療ではないか」と力説している。また、「延命」の語は見られないものの、同年八月二六日夕刊には、藤田記者による太田のインタビュー記事が大きく掲載されているのである——つまり、太田は七七年に二度登場。

以上のように、三大紙を参照するかぎり、日本で「延命」の語に否定的な意味が加わったのは、一九七五年から七七年にかけてのことだといえよう。そして、その事態の起点にあったのは、太田典礼を初代理事長とする日本安楽死協会（現・日本尊厳死協会）の〝植物人間〟に関する見解だと見て大過なかろう（この時代の安楽死をめぐる状況については、本書第七章第二節を参照）。

ただし、藤田真一記者が担った役割も看過してはなるまい。藤田は四二回に至る「植物人間の記録」の連載終了後、七八年一〇月二四日から一一月二六日まで、二九回にわたって「お産革命」を連載しているのである。おそらく社会にかなりの影響を及ぼしたこれらの連載の意味は重大であろう。というのは、バースコントロール（強制不妊手術）とデスコントロール（安楽死）の両面で人間と社会を制御するのが太田ら安楽死協会の戦略であったが、藤田の連載テーマはそれと重なるからである。しかも、藤田は八一年に安楽死協会に正式入会したと目され、八六年には改名後の日本尊厳死協会の理事に就任している。そしてその一方、遅くとも八三年には『朝日新聞』

の編集委員となり、尊厳死協会の動向と主張をことあるごとに報じるなど、自紙をとおして〝活動〟を精力的に行ったのである。*3

かくして、社会的には、昭和天皇の闘病模様の報道（一九八八年～八九年）を通じて、「延命」の否定的な意味合いは一挙に増し（本書序章を参照）、その語義は肯定から否定へと反転しつつ今日に至るのである。ただし、今日の「〈反延命〉主義」は、「延命」の語を用いないまま、命を断つことへの共感を誘うものとなっている。しかも、巧妙な粉飾がさまざまこらされている。その典型的な映像作品だと思われるものが、前掲の《彼女は安楽死を選んだ》なのである。

二　《彼女は安楽死を選んだ》の全容確認

《彼女は安楽死を選んだ》とは、二〇一九年六月二日（日曜）にＮＨＫ総合で放映された四九分間のドキュメンタリー番組である。多系統萎縮症という進行性の神経難病を患った五二歳の日本人女性が、将来の病状を悲観し、スイスで「医師による幇助自殺」を遂げる瞬間までもが映し出された衝撃的なものである。その批判的検討は次節以下で行い、本節では番組の全体を流れに沿って詳しく確認する。事の性格上、また読者と情報を共有するため、詳細な全容確認が必要だと考えるのである。なお、番組では「医師による幇助自殺」が「安楽死」と呼ばれているので、注意されたい。

（1）導入

番組は冒頭、ホテルのような一室から始まる。ベッドで仰臥する日本人の中年女性に、赤い服を着た後ろ姿の外国人女性が語りかけている。"What is your name ?" 素顔の日本人女性は、"My name is Mina Kojima." と応じ、画面には「私の名前は小島ミナです」のテロップが現れる。外国人女性はつづけて、「なぜここに来ましたか」の質問。小島ミナなる人物は、「死ぬためです」と答える。すると、女性アナウンサーによるナレーション。「去年一一月〔二〇一八年〕、一人の日本人女性がスイスで安楽死を行いました」。この一言で、視聴者には、これから起こる事態の見当がつくことになる。緊張感が高まる。

すかさず画面は、点滴の開閉スイッチを握る小島ミナの手のアップ。「点滴を始めるとわずか30秒で（眠りにつきます）」のテロップがかぶさる。そして、外国人男性が点滴ボトルに液体を注ぐと、「入れちゃった」の姿なき女性の声。小島ミナの顔がアップとなり、さらに三枚の肖像写真が順に映し出される。若く元気な頃の、変調をきたし車椅子に腰掛けているときの、そしてベッドに伏している最近の、この三枚である。そして次のナレーション。「女性は体の機能が奪われていく神経難病、多系統萎縮症を患っていました」。「女性とともに安楽死に向き合いつづけたのが姉妹です」。こうして二人の姉（実名）が紹介され、妹の最期について長姉が素顔で述懐する。先ほどの姿なき声の主は彼女のようである。述懐が終わると、空港から離陸するジェット機の映像などを背景にナレーションが流れる。

「患者の死期を積極的に早める安楽死。日本では認められていません。そうしたなか、海外からの希望者を受け入れているスイスに向かう日本人が出始めているのです。なぜ、そこまでして安楽死を選ぶのか。その現実は、私たちに何を問いかけるのか」。そこで画面は闘病時の小島ミナに切り替わり、ナレーションの問いに答えるかのような言葉が発せられる。「私が寝たきりで天井をずっと見つめてても、苦しがっている様子を見ても、生きてほしいと言いますか?」。難病のため構音障害をきたし、健常者に比べて話すスピードは遅く、滑舌が悪い。あえていうなら、上顎で喋っているような苦しさが感じられる。そして、番組導入部の締めと思しきナレーション。「女性が生前に残した言葉、そしてその死と向き合った家族の証言から探りました」。

画面は冒頭の部屋へと戻り、点滴スイッチを既に押した小島ミナと、彼女に寄り添う二人の姉が映っている。ベッドの妹は声を絞り出す。「最後に二人に一緒にいてもらえて本当に幸せ。ありがとう。心から感謝している」。二人の姉は泣きじゃくりながら、髪をなぜ、抱きしめる。「ごめん」という姉の声がこだまする。かくして、番組のタイトルが浮かび上がる――《彼女は安楽死を選んだ》。ここまで冒頭から三分三〇秒である。

語弊はあるかもしれないが、実に見事な導入である。この三分三〇秒で、ただならぬ番組の骨格と要がわかり、全国の視聴者は強烈な衝撃を受けるとともに、一挙に引き込まれたことだろう。そして、この結末に至る経緯を知りたいと思ったことだろう。あの日の筆者自身もそうであった。

（2）展開

実際、番組は視聴者の願いに応える手法をとっているといえる。先のタイトルバックがフェイドアウトした後、画面は落ち着いた車窓風景となる。進みゆく電車の運転席から撮られた前方の風景である。電車はどこかの町の奥へ奥へと入っていく。ほどなく男性のモノローグが流れてくる。「去年一〇月、私はその女性と新潟の病院ではじめて会いました」。同時に、「報告　笠井清史ディレクター」のテロップが現れ、語り手は氏であることが知らされる。画面は病室の「その女性」へと転じ、声は続く。「小島ミナさん、五一歳。日本では行われていない安楽死をスイスで希望していることを知り、話を聞きたいと思いました」。こうして、私たちは笠井とともに電車に乗り、「結末」に至る経緯を尋ねる旅に出ることになる。奥へ、そのまた奥へと。視聴者である私たちの視点は、それと気づきにくいまま、番組製作者の視点と同化する手法がとられているのである。

その後、番組は三つのセクションとエピローグから構成されていると見なせる。各要点を追っていこう。

第一は、右のシーンにそのまま続くものである。そこではまず、小島ミナが〝安楽死〟を望むようになった心情を明かし、また、ナレーターによって、その生い立ちから、四十代に多系統萎縮症が発症したことまでが解説される。そして、病状の進行模様と、自殺未遂のことが知らされる。ミナは、医師から勧められた病院の見学で、人工呼吸器をつけた患者を目の当たりにした後、日に二度も自殺未遂していたのである。その際、それをとがめた姉に対して、こう反論したのであった。「人にしてもらって、「ありがとう」が言えなくなる人の気持ちを考えたことがあるか」と。かくて、ナレーション——「その後も自殺未遂を繰り返すなか、ミナさんがすがったのが、安楽死という最後の在り方でした」——が入り、カメラはスイスへと飛ぶ。そして、スイスの〝安楽死〟団体「ライフサークル」と、その代表にして医師のエリカ・プライシックが紹介され、安楽死をめぐる日本と世界の状況が解説される。冒頭に出ていた赤い服の外国人女性は、このプライシック医師なのであった。肝要な点は、〝安楽死〟への志向が自殺の回避（〈反延命〉という点では自殺の代替）にあったことであろう。

画面は二〇一八年一一月の日本に戻る。〝安楽死〟を急いでもらいたいというメールをミナがプライシックに送っているシーンである。ミナは、予定の三、四ヶ月先では、渡航できる体力が自分に残っているかを案じたのであった。姉たちは複雑な気持ちに苛まれつつも、自殺未遂を繰り返していた頃に比べると、〝安楽死〟を支えに生きる現状を是とせざるをえないのであった。

ただし、ミナの〝安楽死〟に唯一反対した人物が存在した。妹（匿名）である。二人は何度もやりとりし、妹は、「鎧を脱いで、人の助けを得ながら生きてほしい」と訴えていた（ナレーターは、この「人」の部分を「家族」に言い換えて読み上げた）。また彼女は、すべてが終わった後、番組スタッフに手紙を寄せ、そこにはこう記されていた。「人の力を借りないと生きられない自分でもいいんだ、と思ってほしかったのです。安楽死ではない方向に気持ちが向いてほしい、その一心でした」。

ここで第二のセクションとなる。進みゆく自動車のフロントグラス越しに撮られた景色（長いトンネル）を映像として、笠井ディレクターのモノローグが流れる。「体の機能を失って生きることに尊厳を見出せないと語ったミナさん。私は、生きることを選ぶ人たちの考えを知りたいと思いました。訪ねたのは、ミナさんが医師に勧められ、姉と一緒に訪れた病院です。そこでは、ミナさんと同じ病気の人たちの多くが延命措置を選んでいました」。

取材に応じたのは、同じく多系統萎縮症の患者、鈴木道代（五〇歳）である。病状は進行しており、もはや喋れない。訓練を重ねて、身体の少々の動きとまばたきが、コミュニケーションの手段となっている。笠井によって、道代の家族構成と発症時の模様が語られ、場面は、道代の母と娘が人工呼吸器の装着を相談しているところとなる。娘の重要な言葉——「姿があることは、生きてるってことでしょ。姿があるかないかは、私のなかですごくでっかい」——を番組はきちんと流している。その後、二人はベッドの道代に考えを求めると、彼女は〝人工呼吸器を着けて生きたい。病気と闘う〟と答えたのであった。そこで、笠井が画面にはじめて姿を現し、文字盤を用いて道代にやさしく尋ねる。「生きる支えは何か」と。道代の返事は、〝家族との何気ない日常に喜びを感じること〟なのであった。

(3) 終局

かくして、第三セクションとなる。「去年11月25日　スイス」のテロップが現れ、車の中からミナが街並みを見ている映像のもと（はじめて眺める主体が映し出されている）、ナレーションが入る。「安楽死団体からの返事を待っていた小島ミナさん。対応するとの連絡を受け、一一月末スイスに到着しました」。

画面は、ミナと二人の姉が滞在するホテルの部屋。そこへプライシック医師が訪ねてくる。ミナに〝安楽死〟の意思を確認するためである。番組はスイスでの〝安楽死〟の主要件をテロップで示し、プライシックの質問に、ミナが答えるシーンが映される。“Do you really want to die ?”, “I want to die.” と（詳細は後述）。この日プライシックが述べた重要点は、二日間の再考が可能だということだった。そこでその後、三人の話し合いが行われ、ミナは初心を貫くことを決め、二人の姉も苦衷のなかで認めた。

場面は二日目。別の医師が最終判断のため、ホテルの部屋にやってくる。廊下で固唾を呑んで待つ姉たち。「帰された場合のことを考えると、それもまた不安で、その後が本当にまた（本人の）地獄が始まるのかなって」、と長姉は胸中を吐露した（「地獄」は姉たちのものでもあるだろうが、テロップでは「（本人の）」の言葉が加えられていた）。その日の午後、〝安楽死〟の要件を満たしていると判断され、日本にいる妹にミナは別れの電話をかける。傍らには、沈鬱な面持ちでうつむく姉たち。妹が何を述べたかは不明である。笑顔のミナの言葉、「ウフフ……ミナお姉ちゃんのこと、ときどき思い出してね、ウフッ」が流され、「ミナさんにとって自分の尊厳を守るための選択でした」のナレーションが続いた。その夜、三人はレストランで、まさしく最後の晩餐を行う。その間も、ミナは一貫して明るく（見え）、話すたびに「ウフッ」の声が漏れるのであった。

場面は三日目。「11月28日（当日）」のテロップ。三人がホテルから障害者タクシーに乗り込むと、「安楽死を行うのは車で30分ほどの郊外」のテロップ。誰もが無言で重々しい車中の映像がひとしきり流れた後、カメラは建物の内部へ。ミナがプライシックの説明を受け、誓約書にサインする。そこは仕切りのない広いフロアーであり、隅にはベッドが据えられている。番組冒頭に出てきた「ホテルのような一室」は、ここだったのである。

画面が切り替わり、ベッドに仰臥するミナの左手甲の静脈に、プライシックが点滴針を刺し、話しかける。「点滴は自ら開始するため　手順が説明される」のテロップが出る。さらに、「このように開くの、いい？」とプライシックが述べると、「点滴は始めると数分で死に至る」のテロップ。ここからは番組冒頭と同じシーンとなるため、さらに克明に記す。

外国人男性が点滴ボトルに液体を注ぐ。「入れちゃった」と姉の声。警察に提出するため、同じ男性がビデオカメラをミナに向けると、プライシックの質問が始まる。*4

プライシック：What is your name ?

ミナ：My name is Mina Kojima.

プライシック：And what is your date of birth ?

ミナ：My birth is ……（この後に編集が入っており、少々の間があるもよう）

プライシック：You're ready.

ミナ：うん。

二人の姉は少々離れた位置から、両手を握り合わせて祈る。数秒間、蝋燭の炎のアップ。

ミナ：じゃあ、開けまーす（姉たちに笑みを送りながら）。／ありがとね、いろいろ、ウフッ。

長姉：ミナちゃんありがとう。ありがとね（必死な声で）。

ミナ：こちらこそありがとう。最後にこんなに見守られるなんて想定外。本当（笑顔で）。

プライシックに促されると、姉たちはミナのもとに歩み寄り、泣きじゃくりながら

長姉：ごめんね……楽になれるね。

ミナ：そんなに体つらくなかったよ。病院にいつも来てくれたから。すごく幸せだった。

この最後となった言葉は、あえて正確に表すと、こうである。「そんなにくぁらだぁ、つらぁくなかったよぅ～。びぃょういんにぃ～、いつもぉきてくれたからぁ～。すごくぅ～しあ～わせ～だった～」。

ミナの口元はほんのわずか動いたが、そのまま微動だにしなくなった。長姉はミナの髪をなぜ、「ありがとね。ミナちゃんありがとう。ごめん」と声を上げ、ミナに覆いかぶさる。次姉はハンカチで口を押さえ、もう一方の手をミナの腕に添えたまま、立ち尽くしている。

画面には「医師による死亡確認」のテロップが現れ、プライシックが所定の作業を行う。そしてそれを終えると、傍らで見守る長姉を無言で抱擁した。「ミナさんは52年の生涯を終えた」のテロップ。

画面はスイスの川の映像に切り替わり、二つのテロップが順に現れる。「日本で安楽死は認められていないため　遺体は持ち帰らなかった」「遺灰はスイスの川に流された」。

以下、エピローグとなる。画面は満開の桜、あれから五ヶ月後の春である。前掲の鈴木道代が二時間の一時帰宅を許され、ベッドで母と娘が痰を吸引する。ついで、車中から道代が桜並木を見つめて涙を流すシーン。このラストから、静かなピアノ曲が流れる。

別の万朶《ばんだ》の桜がアップとなり、その下ではミナの姉たちが花見のシートを広げている。先のピアノが続くなか、長姉が述懐する。「幸せだったよって言ってくれたんですけど、それは、私たちにとってその言葉は、これから生きていこうとする私たちの気持ちの中には、その言葉があるから、これから生きていけるなっていう思いでおります」。「もう本当に最近になって、本当にいないんだなって。無性に会いたいな」。

ピアノの余韻と一枝の桜とともに、次のテロップが文節ごとに現れる。「私たちは　命の終わりをどう迎えるのか　大切な人をどう見送るのか」。そして、一枝の桜に重ね合わせて、若く元気な頃のミナの写真がゆっくりと浮かび上がり、無音のまま二三秒間続く。その最後部分で番組タイトル――《彼女は安楽死を選んだ》が再び立ち現れる。

以上である。

三　《彼女は安楽死を選んだ》の批判的検討Ⅰ――捏造と隠蔽

《彼女は安楽死を選んだ》は、多くの反響を呼んだ。ハッシュ・タグが設けられたツイッターには相当数の意見が寄せられ、『Ｙａｈｏｏ！ニュース』へのコメントは四千件に上った。『週刊ポスト』（六月二一日号）には、ジャーナリストの鳥越俊太郎と、社会思想史家の佐伯啓思のインタビュー記事が掲載され、そのうち鳥越は、小島ミナの〝安楽死〟に羨望の意を表した。「亡くなるまで30秒くらいで、ああ、こういう最期はいいなあと思いましたね」と。また、障害学会や複数の障害者団体から抗議声明などが発せられ、何人かの生命倫理研究者は誌紙に批判的意見を寄せた。

ただし、これらの多くに共通するのは、番組で映し出されている事柄をそのまま事実として受け入れ、それに対して見解を示していることだと思われる。だが、フーコーが論じたように、自明な前提を、つまり番組で映し出された事柄自体を、まず冷静に検証する必要があるだろう。番組や安楽死に対する賛否などの見解は、そのうえでのことであるべきだろう。そこで、人間の絶命の瞬間のアップをおそらくはじめて報じたこの番組を、三つの観点から批判的に検討する。本節ではそのうちの一つを扱い、他は節を改めて行う。

さて、第一の観点は、視聴者が小島ミナの〝安楽死〟に共感するよう、種々の操作が施されているのではないかというものである。それは前述のように、視聴者の視点がディレクターの視点と同化するように設えられていること自体ではない。そうした手法はしばしば見られるものであり、問題はその具体的な内実である。ここでは二つだけ挙げておく。

まず、番組には、視聴者の共感を誘うキーワードがある。「尊厳」である。この決め言葉は、番組の要ごとに三回出てくる。確認してみよう。

一度目は、第一セクションの前半部分、新潟で入院中の小島ミナを笠井ディレクターがはじめて訪れた場面である。その冒頭では、自分の将来を案じたミナが、〝安楽死〟を望む理由を明言する。テロップどおりに引用しておこう。「確実に私が私らしくなくなるんですよ　それが怖かった　天井を見つめながら毎日を過ごし　時々食事を与えられ　時々おむつを替えてもらい　果たしてそういうふうな日々を毎日過ごしていて　それでも生の喜びを感じているのか　生きたいと思っているのか　自問自答するわけですよ」。このミナの発言を受け、笠井はモノローグでこう語るのである。「自分の尊厳を守りたいと安楽死を望むミナさん。しかし、日本でその死は、踏み込んだ議論が行われず、タブー視されてきました。〔…〕」。

二度目は、第二セクションの冒頭である（前掲）。つまり、「鎧を脱いで、人の助けを得ながら生きてほしい」という妹の切願をミナが結局は退け、笠井が鈴木道代のもとへと向かうシーンでのモノローグである。「体の機能を失って生きることに尊厳を見出せないと語ったミナさん。私は、生きることを選ぶ人たちの考えを知りたいと思いました」。

三度目は、第三セクションの中程、スイスのホテルからミナが妹に別れの電話をかけた直後である。そこでは次のナレーションが入った（前掲）。「〔〝安楽死〟は〕ミナさんにとって自分の尊厳を守るための選択でした」。

番組に引き込まれてしまうとわかりにくいのだが、このように並べれば、気づいた読者も少なくないだろう。三回出てくる「尊厳」なる決め言葉は、すべて笠井のモノローグかナレーターによる（ナレーターの台詞も笠井が作ったものであろう）。つまり、ミナがそう語った、と笠井らが語っているだけなのである。もし撮影中に彼女が一度でも「尊厳」の語を口にしたならば、番組は必ずやその肉声を流したはずである。しかも、ミナの〝安楽死〟を同じくレポートした書籍、宮下洋一『安楽死を遂げた日本人』（小学館、二〇一九年）にも――それは番組以上にミナの言葉を数多く引いているのだが――、「尊厳」の語は皆無なのである。すなわち、そもそも小島ミナは、「尊厳」の語など口にしていないのではないか。

したがって、小島ミナ自身は、「自分の尊厳を守りたいと安楽死を望」んだのではない。「体の機能を失って生きることに尊厳を見出せないと語った」のでもない。彼女にとって〝安楽死〟は、「自分の尊厳を守るための選択」だったわけでもない。たとえ類似の内容であろうとも、小島ミナには小島ミナなりの、生身の言葉と思いが存在する。「尊厳」とは、そうした彼女の〝安楽死〟の願望・決断・決行を美しく纏めあげ、視聴者を共感させるべく、製作者が忍ばせた虚構の装置に他なるまい。付言すると、「体の機能を失って生きることに尊厳を見出せないと語った」のは、ミナではなく、笠井清史その人ということになる。

以上のように番組では、実際には「ない」ことを「ある」かのように見せる操作が施されているのである。しかし、それとは逆に、「ある」ことを「ない」ことにする操作もなされている。それは小島ミナの英語力に関係することである。

第三セクションで、ミナたちがスイスに到着し、プライシック医師がホテルの部屋を訪れたシーンを想い起してほしい。彼女は〝安楽死〟の意思の確認のため、ミナにまずこう尋ねた。"Do you really want to die ?" 前節ではミナの応答を、"I want to die." と記したが、正確に再現すると次のごとくである。「「あなたは本当に死にますか」。「望んでいるか」っていうこと。それで私は、I want to die」。読者にはわかりにくいかもしれないが、彼女はプライシックの質問の文型（want to＋不定詞の疑問形）がなす意味を瞬時に理解できず、自問しながら段階を経て理解し、そのうえで、「それで私は、I want to die」と答えているのである。これが実際である。つまりは、彼女はかつて韓国語の通訳をしていたものの、英語力はきわめて低いのである。

そこで、このシーンを注視すると、プライシックはやや長めの発話になると、目の前のミナではなく、画面には映っていない左斜め後方の誰かへと振り返って話し、再びミナに向き直っている。しかも、プライシックは、"She would not have to die so early." などと声を発し、番組は正直（うかつ）にも、その訳をテロップで示している。「もし彼女がスイスに住んでいて　長距離移動しなくて済むのなら　こんなに早く死を選ばなくても良かったはずです」と。私たちは眼前の話し相手に対しては、「あなたYou」の語を用いるのであり、「彼女She」などと言うことは決してない。プライシックは第三者に対して話しているからこそ、ミナを指して「彼女」と呼んでいるのである。さらには、このシーンは実際には連続しているはずだが、そのつど微妙な編集が加えられている。つまり、〝安楽死〟の意思の確認は、画面には映されていない通訳者を介してなされていると思しい。

では、通訳者は誰なのか。二人の姉はおそらく英語を話せず、もし彼女らであるなら、その姿を映せばすむだろう。部屋には、小島三姉妹、プライシック、笠井ディレクター、カメラマン、この六人以外の人物が存在する。それは、『安楽死を遂げた日本人』の著者、宮下洋一に他なるまい。その見当から同書を繙くと、ズバリ書かれているのである。

同書によれば、そもそも、小島ミナがスイスの「ライフサークル」の存在を知ったのは、宮下の前著『安楽死を遂げるまで』（小学館、二〇一七年）によってであった（宮下、二〇一九、一二頁）。両者のかかわりは、二〇一八年八月一七日、つまり〝決行〟の約三ヶ月前、ミナが宮下にメールを送信したことを端緒とする。ミナはライフサークルへの登録申請の文章を日本語で書いたものの、英訳できないため、それを宮下に送ってきたのである。当初、宮下は超然として距離をとり、返信もしないのだが、種々の事情と人情で次々と原則が崩れ、ついには当のホテルの部屋で通訳まで行っているのである（決行現場にも同席している！）。

「〔…〕ちょっと難しくて英語で話せない」／そう言いながら、小島は私〔宮下〕に視線を向ける。姉たちも同じ仕草を見せ、私に救いを求めるような表情をしている。しかし、無言を貫く。すると、プライシックもこちらを見て「ヨーイチ、ちょっと手伝ってくれるかしら」と、ついに限界を感じたようだった。／この段階で意思疎通ができないようでは、プライシックは話にならないとでも言うようだった。仕方なく、私が間に入った。／〔…〕私は同時通訳した。（同書、二〇三頁）

はたして、現場では、宮下洋一が通訳を担っていたのである。そうであるにもかかわらず、笠井ディレクターは宮下の姿を伏せ、かつ、その声をすべて消去して、共感を誘う番組に仕上げたのである。通訳者の存在が視聴者にわかった場合、しかも、ミナのルポルタージュを手掛ける宮下だとわかった場合、番組の見え方はかなり変わったことだろう。それが弁えられているからこそ、かような方途がとられたに違いあるまい。

以上、「ない」を「ある」にし、「ある」を「ない」にする。捏造と隠蔽といっても過言ではない操作が、視聴者の共感の背後でなされているのである。

なお、小島ミナの英語力にも関連することで、重要な事態を付言しておこう。

先述のように、〝安楽死〟の当日、小島ミナはまず誓約書にサインした。しかし、「小島は、読解できない誓約書をじっくり読むこともせず、サインするためのペンを急いで握った」（同書、二四一頁）。〝安楽死〟はこの程度で執行されたのである。問題はさらにある。宮下の著書を参照すると、プライシックとミナがメールのやりとりを開始するのは、実施の三週間前である。そして、実施当日までに両者が会ったのは、右に論じたホテルの部屋、この一度だけである。しかも、宮下の通訳を介したその会話は、「わずか1時間」（同書、二二四頁）にすぎない。以上が小島ミナの〝安楽死〟の実態に他ならない。笠井ディレクターは、このような手軽で杜撰な〝安楽死〟の現実をも明らかにしなかった。そしてその一方、ミナの死亡確認後、プライシックが長姉を無言で抱擁する光景は映し出したのである。*5

四　批判的検討Ⅱ――「安楽死」という言葉の〝意義〟

第二の観点は、番組が一貫して用いた「安楽死」という用語に関するものである。

本稿は第二節の冒頭で、読者に注意を促しておいた。「番組では「医師による幇助自殺」が「安楽死」と呼ばれているので、注意されたい」と。安楽死とは、医療の継続よりも死を重んじて人為的に死なせることと概括できるが、方法の違いによって、通常は三種に大別される。①致死薬を医師が患者に直接投与する「積極的安楽死 positive euthanasia」、②致死薬など死に至る手段を医師が提供し、その利用実施の判断を患者に委ねる「医師による幇助自殺 physician assisted suicide」、③延命治療の不開始や中止によって死を招く「消極的安楽死 passive euthanasia」、この三種である。モルヒネなどによる緩和医療の結果として死亡することを「間接的安楽死 indirect euthanasia」と呼ぶが、もともと死を目的としていない点で前三者とは異なるとされる（間接的安楽死を緩和医療の結果とすることの問題性については、本書第二章を参照)。

以上からすると、スイスで行われている方式、つまり小島ミナがとった方式は、②の「医師による幇助自殺」に該当する。国内外の医療倫理・生命倫理の文献でも通常そのように規定されている。しかし、番組は、タイトルを含めて一貫して「安楽死」の語を用いた。小島ミナも姉たちもそう言いつづけた。たしかに、「医師による幇助自殺」も広義の安楽死に含まれるため、その総称の意味で「安楽死」の語を用いたのなら、まだ理解できる。ところが、そうではないのである。

番組は第一セクションで、安楽死について解説している。まず、安楽死を「積極的安楽死」と「消極的安楽死」に二大別した。ここで重要な点は、「医師による幇助自殺」が解説から抜けていることである。そのうえで番組は、積極的安楽死を認めている国家として八ヶ国を挙げた(オランダ、ベルギー、ルクセンブルク、スイス、カナダ、アメリカ〔具体的な九州〕、コロンビア、オーストラリア〔ビクトリア州〕)。そして、その一つとしてスイスに焦点を絞り、プライシック医師のインタビューを流し、次のナレーションで解説を締め括った。「スイスで安楽死は、住民投票などを通じて何度も議論されてきました。そのなかで、死の在り方を選ぶのは個人の権利だという考えが国民に広く支持され、法律の解釈で容認されています」(傍点引用者)。

以上によれば、番組で用いられている「安楽死」の語は、三種の安楽死の総称ではなく、あくまでも「積極的安楽死」のことに他ならない。つまり、番組は、あらかじめ「医師による幇助自殺」と「積極的安楽死」とを同一視し、その前提のもとでスイスのものを「積極的安楽死」と規定し、さらにそれを「安楽死」と呼んでいるのである。

しかし、こうした解説は誤謬である。なぜなら、スイスとアメリカ（九州）では、「医師による幇助自殺」は認められているが、「積極的安楽死」は認められていないからである。だからこそ、点滴のスイッチは、医師のプライシックではなく、小島ミナが押したのであり、その模様が証拠として撮影されたのである。NHKが一九九四年に放映した《海外ドキュメンタリー　人は死を選択できるか――自殺装置を作った医師》においても、一三〇人以上の患者を死に導いたアメリカの医師J・キヴォキアンは、実施方法が「医師による幇助自殺」だったため有罪を免れていたのである。そしてその後、致死薬を直接投与する「積極的安楽死」を遂行したため、なんと数百年の禁錮刑判決が下されたのである。*6

では、なぜ番組は、「医師による幇助自殺」ではなく、「安楽死」と言いつづけたのであろうか。すぐに考えられるのは、「自殺」という負のイメージを排除し、彼女の死を美化することである。タイトルが《彼女は、医師による幇助自殺を選んだ》であった場合、印象の違いは歴然としているだろう。しかし、この点は本質ではあるまい。

そこで、小島ミナがスイスでの〝安楽死〟に向かった経緯を想起されたい。彼女は、医師から勧められた病院を見学し、人工呼吸器を着けた患者を目の当たりにした後、日に二度も自殺未遂したのであった。そして、そのような彼女が〝活路〟を見出したのが、スイスでの〝安楽死〟なのであった。番組のナレーションはこう伝えていた。「その後も自殺未遂を繰り返すなか、ミナさんがすがったのが、安楽死という最後の在り方でした」。二人の姉も同様であった。つまり、ミナがプライシックに〝安楽死〟の実施を急いでもらいたいというメールを送信した際、姉たちは複雑な気持ちに苛まれつつも、自殺未遂を繰り返していた頃に比べると、〝安楽死〟を支えに生きる現状を是とせざるをえないのであった。以上のように、小島ミナも姉たちも〝安楽死〟に向かったのは、自殺の回避に他ならない。

とすると、番組が「医師による幇助自殺」という語を正確に用いた場合、小島ミナは自殺を回避するために、スイスで「医師による幇助自殺」を遂げたことになってしまう。簡単にいうなら、〝自殺を回避するため、自殺した〟ことになってしまう。これでは番組が成り立たない。だからこそ番組は、「医師による幇助自殺」ではなく、「安楽死」の言葉を用いた。そこに本質がある。このように筆者は確信する（しかも、「自殺」を含む語を用いて放映した場合、番組は「放送倫理・番組向上機構」の「放送基準」に抵触する可能性がある！　注8も参照されたい）。

実際、小島ミナも、二人の姉も、まことに不幸なことに、「（積極的）安楽死」と「医師による幇助自殺」との区別がついていない。それゆえ、彼女らは、「医師による幇助自殺」のことを「安楽死」と呼んでいるのである。前掲の宮下洋一は、ホテルの一室でのプライシック医師とミナとのやりとりを、まさに次のように記している。

「ミーナ、あなたはなぜスイスに来たんですか」／「うんと～、私がなぜスイスに来たのかというと、安楽死したいから来た。だからアイ・ウォント・え〜と、安楽死だから、……ユータナシア（安楽死）?」／〔…〕／「あなたは、自殺幇助を叶えたいから、ここに来た。それは正しいですか」／小島が頷く。厳密に言えば、スイスでは、積極的安楽死が禁止されているため、小島が最初に使った「安楽死」(Euthanasia) という用語は間違っている。小島は「自殺幇助（Assisted Suicide）という用語を使わなければならないのだ。（宮下、二〇一九、二〇二頁）

番組ディレクターの笠井は、この現場にいた以上、プライシックが「安楽死 euthanasia」ではなく「自殺幇助 assisted suicide」の語を用いていたことを聞いている。[*7] しかも、スイスでは自殺幇助だけが許されており、積極的安楽死は禁止されていることを知っているはずである。そして、ミナたちが両者を弁別できていないこともわかっていたのではないか。しかるに、番組では、「医師による幇助自殺」を解説からも外す一方、それを密かに「積極的安楽死」と一括し、「安楽死」の語を番組名にまで入れ込んだ。そこには、小島三姉妹、とりわけ姉たちに対する配慮があったのかもしれない。自殺回避の結末が幇助自殺であることをわからせまいとする配慮が[*8]——一貫して死を希求するミナにとっては、呼び名や概念の相違は問題外のことだと思われる。しかし、たとえそうではあっても、当のディレクターは、「去年一〇月、私はその女性と新潟の病院ではじめて会いました」のモノローグのもと、粉飾をこらした旅へと全国の視聴者を導いたのである。おそらく、笠井の製作は善意に満ちたものであろう。番組内でほんの少々映し出された鈴木道代に問いかけるその声と眼差しには、やさしさが溢れていた。しかし、筆者は他書でなんどか援用したが、ここでもまた西洋の古い格言を引いておこう——「地獄への道は善意で敷きつめられている」。そして、さらに思うのは、製作者の笠井清史と取材対象者の小島ミナとの主客の関係が、取材の過程で反転したのではないかということである。ただし、この問題は第三の観点を通じてあらためて論じる。

五　批判的検討Ⅲ——ナチス映画《私は告発する》との酷似、小島ミナ自身の優生思想

（1）合わせ鏡

第三の観点は、ナチスの映画《私は告発する》との比較である。

ナチスが力を注いだものに周知の優生政策がある。それは、知的障害者・精神障害者などの強制不妊手術に始まり、強制安楽死に帰結するものである。殺害された者は少なくとも二〇万人以上とされる。具体的には、一九三九年九月のポーランド侵攻とともに、強制安楽死は開始された。しかし、四一年八月、ミュンスター司教の批判的説教とその伝播を機に、ヒトラーは安楽死の中止命令を出したと言われている。ところが、すぐさま安楽死の啓蒙映画のキャンペーンを開始し、国民の共感を誘い、安楽死の土壌を固め、執行を加速化させた。その啓蒙映画が《私は告発する》(Ich klage an) である。*9 映画自体の考察は、本書収録の市野川論文（第八章）に委ね、ここではま

ずストーリーの概要を確認しておこう。

愛し合う夫婦がいた。夫は医学者のトーマス・ハイト、妻はハナ・ハイト。トーマスがミュンヘン大学教授に内定したところから話は始まる。二人は幸せの絶頂にあった。そんな或る日、ハナが進行性の神経難病、多発性硬化症を患っていることが判明する。身体だけではなく、精神も冒されていくものである。治療法もない。そこでトーマスは治療法の開発に挑むが、ハナは少々の症状に思い悩む日々を送る。そうしたなか、ハナはトーマスに決意の懇願をする。「私の病状が進んだら、私を救って。あなたの愛してくれた私で永遠にいられるように。何も聞こえず、何も見えず、理性を失ってしまう前に。〔…〕約束して、トーマス。そうなってしまう前に、私を解き放って。本当に私を愛してくれているのなら」。

おそらくその懇願を予期していたトーマスは、「君をもういちど健康にしてみせる」とだけ述べ、極限的な葛藤に苛まれながら、治療法の開発を急ぐ。だが、開発は失敗に終わった。その日、トーマスはハナにモルヒネを大量服用させ、ハナは愛の言葉を交わしながら、トーマスの胸の中で静かに息を引き取る。美しきピアノの調べとともに。

その後、トーマスは殺人罪で裁判にかけられる。公判の間、「私は妻を愛している」と言ったきり押し黙っているが、映画のラスト、やにわに立ち上がり、ハナの死を病死として自分を弁護しようとした医師の証言を否定する。そして、弁護士の制止を振り切り、延命を絶対使命とする医学と、自分を断罪せんとする法そのものを逆に弾劾し、「人々を眠りから覚ます声」を高らかに発する。「私は不治の病にあった妻を彼女の願いによって、その苦しみから解き放ったのです。私の今の人生は彼女の決定に捧げられています。そして、その決定は、妻と同じ運命に遭うかもしれないすべての人にもあてはまるのです。皆さん、判決をお願いします」[*10]。かくして映画は幕を閉じる。

実によくできた感動的な二時間の作品である。実際、この映画は入場制限をかけるほどの人気を博し、観客数は一八〇〇万人に上ったという。この数が正確なら、当時のドイツの四人に一人が観たことになる（詳細は本書第八章を参照）。私たちは、二〇万人以上の強制安楽死を狂気の沙汰として終わらせがちだが、その土壌はこうした感性を揺るがす映画によって醸成されたのである。そして現在、私たちは事前知識がないままそれを観たなら、ナチスの啓蒙映画であることに気づかないことだろう。筆者もその例外ではないかもしれない。まことに重厚な〝名作〟なのである。

さて、既におわかりだろうが、《彼女は安楽死を選んだ》は、この《私は告発する》に驚くほど酷似している。まるで合わせ鏡のようである。美しき〝安楽死〟をテーマにしていることはもとより、その実体は「医師による幇助自殺」であり、番組はそれを〝安楽死〟と、ナチスは「恵みの死 Gnadentod」と呼んで美化した。しかも、具体的な疾患は、いずれも進行性の神経難病であり、治療法もない。さらには、どちらの当事者も、現在ではなく将来の状態を悲観して、死を自己決定・共決定しているのである。そしてなによりも重要な共通点は、その具体的な動機である。ハナはトーマスに訴えた。「あなたの愛してくれた私で永遠にいられるように」と。他方、小島ミナはこう述べていた。「確実に私が私らしくなくなるんですよ。それが怖かった」と。

顧みれば、「自分らしく」「その人らしく」という言葉は、今日の介護・看護・緩和ケア・臨床死生学などの標語として掲げられ、問い直されることは少ない。だが、ナチスにおいてそれは、安楽死へと誘う殺し文句だったのである。「全国「精神病」者集団」の抗議声明（二〇一九年六月二三日）や、障害者団体「日本自立生活センター」の要望書（六月二四日）をよそに、番組を三度にわたり再放送した（一度目は声明・要望の前）笠井ら関係者は、《私は告発する》を鑑賞し、自作のなんたるかを省察すべきであろう。それは、すべての私たちにも課せられた歴史的責務でもあるだろう。

（2）徹底批判の所以

批判的検討を進めよう。

上述のように、《私は告発する》と《彼女は安楽死を選んだ》は、同質の思想を備えた作品である。ただし、前者は批判しやすいが、後者は批判しにくい。正確にいえば、後者の核心は批判しにくい。なぜなら、前者の思想は製作者のナチスが有しているのに対して、後者のそれは、本来的には製作者ではなく、実在の登場人物・小島ミナ自身のものだからである。しかも、彼女はその思想を貫徹し、実際に死を遂げているからである。私たちは死者を前にたじろぐのである。しかし、「批判」はそこを突破せねばなるまい。

小島ミナは、自分が〝安楽死〟を望む理由をなんども語っていた。列挙してみよう。「私が寝たきりで天井をずっと見つめてても、苦しがっている様子を見ても、生きてほしいと言いますか？」。「人にしてもらって、「ありがとう」が言えなくなる人の気持ちを考えたことがあるか」。「確実に私が私らしくなくなるんですよ。それが怖かった。天井を見つめながら毎日を過ごし、時々食事を与えられ、時々おむつを替えてもらい、果たしてそういうふうな日々を毎日過ごしていて、それでも生の喜びを感じているのか、生きたいと思っているのか、自問自答するわけですよ」。

以上の言葉を、ナチス映画《私は告発する》のハナが述べたとしたら、どうだろうか。私たちの多くは優生思想の一端だと思うことだろう。だが、そうであるなら、発言主体は問題ではあるまい。発言内容そのものが優生思想に他ならないのではないか。ならば、小島ミナの語りは、いかに重いものであろうとも、やはり優生思想であるといえるだろう。

演劇家の芥正彦は、筆者との語らいで、「自殺とは、己の精神・思想が己の身体を殺すことだ」と述べた。この把握に基づけば、小島ミナにあってその身体を殺したのは、彼女の精神・思想、すなわち自身の優生思想に他ならないだろう。たしかに、筆者が彼女と同様の状態になったとき、いかなる心境と精神状態になるかはわからない。しかし、それでもこのように批判的に論じるのは、彼女がその〝安楽死〟を自分自身と周囲の事態にとどめず、テレビ番組に出演したからである。それればかりか、全国の視聴者に己の死と思想を突きつけることを目的化していたからである。

そもそも小島ミナは、前掲の宮下洋一による最初の取材（二〇一八年九月二〇日）で、宮下の質問――「小島さん、なぜ、私に連絡してきたのですか」――に対して、次のように答えている。

一つは、安楽死の必要性という意味において、日本社会に一石を投じてほしい。そのペンの力でみんなを啓蒙してもらいたい。〔…〕私は〔安楽死の〕賛成論者であり、それで難病患者であり、そういう人間の意見として代弁していただけたらというのが、私の目標でした。……いや目的かな。(宮下、二〇一九、二九頁、傍点引用者)

他方、笠井による取材は、宮下の紹介を経て笠井から依頼したものであるが(同書、一四八－一四九頁)、ミナは番組内(第一セクション前半)で、やはり同様のことを述べているのである。

自分で死を選ぶことができるということは　どうやって生きるかっていうことを選択することと同じくらい大事なことだと思うんです　私の願いでもあるんですよ　安楽死をみんな(日本)で考えることは。(傍点引用者)

かくして、実際に小島ミナは、己の死を賭して、そして己の絶命の瞬間までをも公にして、みずから「日本社会に一石を投じ」たのである。言うならば実在のハナとトーマスとなって、私たちに対して「眠りから覚ます声」を発し、己の最期を私たちの「啓蒙」へと賭けたのである。それは、一九七〇年一一月二五日の三島由紀夫を彷彿させる、私たちへの挑戦だと思われる――であるからこそ、筆者は批判的に応じているのである。

（３）一枚のマフラーと主客の転倒

さて、笠井ディレクターは、取材開始からスイスに渡るまでの約一ヶ月間に、一五回も新潟に足を運び、なかには三泊四日の取材もあったという（宮下、二〇一九、三一二頁）。むろん、そこでは、笠井が取材者、ミナが被取材者である。だが、先に言及したように、その主客の関係がどこかで反転したように思われる。そして、その決定的な契機は、二〇一八年一一月二六日の夜であるように感じられる。

一一月二六日とは、ミナたちがスイスに到着した翌日であり、プライシックがホテルの部屋へと、〝安楽死〟の意思の確認にやってきた日である。ただし、番組には収録されていないが、宮下の著書によれば、その晩、笠井はビールを携えてミナの部屋を訪れ、深夜二時まで話し合いがなされている。[*11] 笠井がミナから正式な放映許可を得たのはこの場なのであり、「最期の瞬間」の撮影もこの場で許されたもようである。そして、きわめて重要なことに、笠井はその際、ミナから私物のマフラーをプレゼントされ、翌朝からそれを首に巻いて行動したのである（同書、二一八頁、三一五―三一六頁）。

二日後に〝安楽死〟（＝医師による幇助自殺）を遂げるミナが身につけていたこのマフラーとは、

生前の形見にとどまらず、彼女のいわば分身であろう。ミナは笠井に己の分身を贈与したといえよう。翌朝からそれを首に巻いた笠井は、はたして〝取材者に徹する〟ことができたのだろうか。その辞退がいかに難しくとも、マフラーを受け取った瞬間から、両者の主客の関係が転倒したように思われてならないのである。

そして、二日後の一一月二八日、つまり番組の最終局面となる。ベッドの小島ミナに音声マイクを向ける笠井について、宮下は記している。「笠井の手はわずかながら震えているように見えた。彼の顔には恐れのようなものが滲み出ていた」(同書、二四一頁)。かくして、小島ミナは、致死薬ペントバルビタールの点滴ストッパーを手ずから外し、絶命した。そして、その瞬間を全国に突きつけた。全国の視聴者は強烈なショックに見舞われたことだろう。筆者もまたそうであった。

しかし、現場にいた笠井の衝撃は、その比ではあるまい。二日前に一時間だけ会って日々の生業を遂行したプライシックとは異なり、笠井は新潟で一五回も時空を共有し、前々夜にはとことん語り合い、分身を贈与されている。その彼女が眼前で壮絶な死を遂げたのである。おそらく声も上げられずにその一部始終を直視しつづけた笠井は、監督にして主演であるミナの観客となっていたことだろう。そして、その転倒した関係は、それ以降もなかば続いたと想像される。

実際、《彼女は安楽死を選んだ》は、非常にいびつな番組となっている。たしかに、全体のバランスをとるべく、鈴木道代の生活模様を収録している。つまり、小島ミナが絶望視した、「天井を見つめながら毎日を過ごし」、「人にしてもらって、「ありがとう」が言えなくなる人」の生活模様を収録している。だが、その関連シーンはエピローグまで含めて、番組全体四九分間のうち、約八分間にすぎない。収録はされたものの、あまりにバランスを欠いてはいまいか。仮にそれはいたしかたないとしても、問題は道代の位置づけである。

番組のエピローグを想起されたい。そこではまず、道代の一時帰宅と桜並木での感涙が、ついで、ミナの姉たちの花見と述懐が映し出された。ここまではバランスがとれている。しかし、その後に現れたテロップはこうであった。「私たちは　命の終わりをどう迎えるのか　大切な人をどう見送るのか」。そして、一枚の桜に重ね合わせて、若く元気な頃のミナの写真がゆっくりと浮かび上がり、無音のまま続き、最後の最後に《彼女は安楽死を選んだ》のタイトルが立ち現れ、番組は終了したのであった。

いったい、鈴木道代と家族は、このラストをいかに感じたのだろうか。道代は、〝人工呼吸器を着けて生きたい。病気と闘う〟と答え、現に生きているのである。番組最後のテロップとタイトルは、そうした彼女の存在をまったく無視したものになっている。あたかも番組のバランスを形式的にとるためだけに出演させたかのようなその方途は、彼女とその家族、そして「天井を見つめながら毎日を過ごし」ている幾多の人々に対する、冒瀆だといえよう。

しかしながら、顧みれば、鈴木道代に向けられた笠井の声と眼差しは、やさしさに溢れたものであった。ならば、なにゆえにこうしたラストとなったのか。それは、現代の日本には稀有な、凄まじい個性・思想・決断力・実行力を有した当の女史のなせる術であろう。本稿が論じてきた捏造と隠蔽も、「安楽死」という言葉づかいも、ナチス映画との酷似等々も、すべて同様であろう。畢竟、一枚のマフラーの授受が製作者を代弁者に変えてしまったのである。

先述のように、番組では、新潟へと向かう製作者の視点と同化する手法がとられていた。しかし、そもそも、その製作者の視点が、出演者の視点となかば同化している。すなわち、私たち視聴者の視点は、小島ミナの視点と同化するよう番組はできていたのである。

フーコーは述べていた。「私たちが正しいものとして受け入れている実践行為が、いかなる種類の自明性や慣習性に基づいているのか、そして、身につけたまま省みることのないいかなる思考様式に基づいているのか、それを見極めることこそが批判に他なりません」。私たちは、この批判の真髄を、《彼女は安楽死を選んだ》へと、そして視聴者である私たち自身へと、さらには、ミナと同種の優生思想が潜んでいるかもしれない私たちの心の深部へと、向けなければならないのである。

おわりに――〈反延命〉主義の根源とその超克

筆者は先にこう疑問を呈した。「翌朝からそれ〔＝マフラー〕を首に巻いた笠井は、はたして〝取材者に徹する〟ことができたのだろうか」と。しかし、笠井ディレクターが〝取材者に徹する〟とは、本質的には、「医師による幇助自殺」へとひたすら向かう小島ミナを黙視し、その決行までをカメラに収めることである。そして、それを番組に仕上げることである。そもそもスイス渡航の以前に一五回も新潟に通い、三泊四日のこともあったという笠井は、取材者以前の人間として、彼女の幇助自殺を一度でも止めようとしたことがあったのだろうか。

一九九四年三月、『ニューヨーク・タイムズ』に一枚の写真が掲載された。舞台は内戦中のスーダン。うずくまる痩せ細った少女にハゲワシが忍び寄る写真である。結果、「カメラマンはなぜ助けなかったのか」と、世界中から抗議の声が寄せられた。ただし、その事態は瞬時のことだったのかもしれない。それに対して笠井には膨大な時間があった。しかし、止めなければ死が確実な者を取材しつづけ、それを全うしたのであった。

この点に関しては、やはり小島ミナを取材しつづけ、奇しくも番組放映日（二〇一九年六月二日）と同時期に書籍出版した（奥付＝六月一〇日）、宮下洋一も同様である。宮下はその中で、「小島には光は見えなかった。そのような彼女を、一体誰が止められるというのか」（宮下、二〇一九、二一四頁）等々、弁明ともとれる記述を繰り返している。だが、結果として止められないことと、結果を決めこんで初めから止めないことは、根本的に異なるだろう。彼らの番組と書籍を見るかぎり、たしかに、小島ミナは他者から説得される人物ではないように見受けられる。しかし、たとえそうではあっても、笠井と宮下は、診療内科・精神科の紹介を含めて、一縷の望みにかけたことはなかったのであろうか。[*12]

では、小島ミナに〝安楽死〟の願望をもたらしたものは何か。それは、生きていることそれ自体よりも、いかに生きているかを、すなわち、〈いのち〉よりも〈生き方〉を重視する彼女自身の価値観であろう。彼女は、「寝たきりで天井をずっと見つめて」生きる生き方が、「人にしてもらって、「ありがとう」が言えなくなる」生き方が、堪えられないのである。それは、《私は告発する》のハナも同様であろう。彼女は「何も聞こえず、何も見えず、理性を失ってしまう」生き方に、より正確にいうなら、そうした生き方を夫トーマスに見つめられて生きる生き方に、恐怖したのである。

そこで省みれば判然とするだろうが、「優生思想」とは、実際には分かちがたく結びついている〈いのち〉と〈生き方〉を理念的に二分し、後者の〈生き方〉を重視しつつその優劣を量る思想のことに他なるまい。そして「〈反延命〉主義」の本質とは、同様の思考のうえで、〈生き方〉の〝劣性〟をもって〈いのち〉を断つこと（へと誘うこと）であろう。筆者なりのこの把握が正しいなら、或る「謎」も氷解する。

私たちは、〈反延命〉主義を右派のものだと思いがちである。ただちにナチスが想起されるからである。また、近年の日本では、自由民主党の議員などのその種の発言が目立つからである。だが、本稿第一節で見た安楽死協会初代理事長の太田典礼は、もともとは日本社会党の衆院議員であった。そして、同じく社会党の福田昌子や加藤シヅエとともに、最初の「優生保護法案」を国会に上程した（一九四七年）。しかも、太田は、社会党の以前には日本共産党に属し、社会党脱退後は労働者農民党（社会党左派が結成した左翼政党）に入党した。また、澤地久枝は、そもそも反戦作家として知られ、「九条の会」の呼びかけ人の一人であり、「アベ政治を許さない」の惹句も彼女の手による。藤田真一の連載記事「植物人間の記録」もまた、〝ヒューマニズム〟に満ちたものであり、藤田は死刑廃止論のインタビュー記事も手がけている（「死刑制度をなくそう」、一九八〇年五月一二日）。以上のように、一九七〇年代の日本で〈反延命〉主義の先駆けとなったのは左派なのである。「謎」ではないか。

しかし、この事態は解明不能な謎などではない。〈反延命〉主義を右派のものとする前提が、謎に感じさせるだけである。すなわち、この前提自体が誤認なのであり、〈反延命〉主義は政治的な左右とはそもそも関係しない。関係するのは、人間個々人よりも国家・共同体・社会などの全体を重視する発想であり、そして、〈いのち〉よりも〈生き方〉に重きをおく発想である。これが〈反延命〉主義の根源に他なるまい。

生命倫理学のパーソン論にあって、嬰児殺しや安楽死などを正当化する「生物的生命／人格的生命」の二元論。近年の臨床死生学で、「死なせる医療」の推進論拠となっている「生物学的生命／物語られるいのち」の二分法。ひいては、相模原障害者殺傷事件の植松聖の殺害論理。これらは、現実には不可分な〈いのち〉と〈生き方〉を二分し、後者の〝劣性〟を理由に前者を断つことで共通している。[*13] 本稿の所論に照らせば、それらはすべてナチスと同根なのである。

翻ってみれば、《彼女は安楽死を選んだ》では、かような「〈反延命〉主義」に抗する思想が平易な言葉で語られている。鈴木道代の娘によるものである。それは〈反延命〉主義とは逆に、〈生き方〉よりも〈いのち〉を絶対重視した言葉に他ならない。私たちにとって何よりも肝要なのは、

「いかなる状態でいるか」ではなく、「いること」それ自体であろう。

姿があることは、生きてるってことでしょ。姿があるかないかは、私のなかですごくでっかい。

＊1　日本最大の国語辞典『日本国語大辞典　第二版』（小学館、二〇〇一年）によれば、「延命」の最古の用例は『続日本紀』（七五五年）であり、「阿彌陀如来化して息災延命（えんめい）のためにとて」とある。また、同辞典に「延命治療」の項目は存在しない。

＊2　「植物人間の記録」は、一九七七年六月一四日から八月三日までほぼ連日、四二回にわたって連載された。「延命」の語が登場する六月三〇日の記事では、それ自体は肯定的な意味で用いられているのだが、後続の記事でその問い直しもさまざまなされていく。

＊3　藤田の日本安楽死協会への正式入会の時期は、大谷（二〇〇四、一五一頁）による。同論文は、藤田の活動を主題的に検討した貴重なものである。また、藤田の日本尊厳死協会理事着任の時期は、日本尊厳死協会（二〇〇六、六七頁）による。なお、藤田は「植物人間の記録」を全面改訂し、同名の書籍（藤田、一九七七）として刊行したが、そこには看過しえぬ〝誤記〟がある（一八五－一八六頁）。藤田は〝植物人間〟に対する否定的な所説を、一八世紀末の生理学者X・ビシャが自律神経を「植物神経」と呼んだということから説き起こす。だが、ビシャの翻訳を手がけた筆者が知るかぎり、ビシャはそのようなことを述べていない。この点は非専門家による誤謬だとしても、次は容認しがたい。すなわち、藤田は当の文脈でビシャの著名な格言――「生命とは、死に抵抗する機能の総体である **La vie est l'ensemble des fonctions qui résistent à la mort**」――を援用するのだが、「fonctions＝機能」の単語を「forces＝力」に置き換えて原文引用したうえで、「ensemble＝集合・全体・総体」を「結果」と〝誤訳〟しつつ、「生命とは、死に抵

抗する力の結果である」と邦訳しているのである。詳細は割愛するものの、ビシャの一文を正確に引用した場合、藤田の主張の成立は危うくなるのである。

＊4　念のために記しておくと、番組冒頭では、プライシックとミナの質疑応答がまずあり、次に液体が注がれて「入れちゃった」の声が入るが、実際の順序とは逆に編集されている。注意されたい。

＊5　プライシックは、〝安楽死〟執行の直前、ベッドの小島ミナにこう語っている。「ミーナ、あなたは、まるで私の妹のようだわ」（宮下、二〇一九、二四三頁）。文化の違いはあるのかもしれないが、二日前に一時間だけ会った人間、しかも自分が死へと送り出す人間、そのような者を「妹」と呼ぶ感性は、執行後の長姉の抱擁とともに、筆者には理解不能である。なお、二〇二〇年七月、京都在住のＡＬＳ（筋萎縮性側索硬化症）の女性患者（五一歳）に致死薬を投与して死亡させた医師二名が、嘱託殺人罪で逮捕された。安楽死肯定論者は、患者が二人と初対面であったことなどをもとに、外国の正当な安楽死とは異なるとした。しかし、小島ミナの〝正当な〟ケースは京都のものと、実態的にはさほど変わらない。

＊6　「ドクター・デス」として恐れられたキヴォキアンが作製した自殺幇助装置の一つに、「タナトロン」がある。患者がスイッチを押すと、まず睡眠薬の点滴が開始され、患者が昏睡に陥った後に致死薬が点滴されるものである。プライシックをはじめ、現在の自殺幇助や積極的安楽死で用いられている装置は、このタナトロンを改良したものであろう。なお、宮下（二〇一九、二三八頁）によれば、小島ミナの〝安楽死〟の際、点滴ボトルに致死薬を入れ、ビデオ撮影したのは、プライシックの兄エルディである。当日、宮下はミナらのタクシーからエルディの車に乗り換えて〝現場〟に向かうのだが、その途中、エルディは致死薬ペントバルビタールを薬局で購入している。金額はわずか数百円だという。

＊7　笠井ディレクターは、その言葉を現場で聞いただけではなく、編集過程でも確認しているはずである。

＊8　宮下（二〇一九、八二頁）によれば、ミナが一日に二度も自殺未遂した際、必死に説諭した次姉は、「安楽死という方法もあるわよ」と提起している。それゆえ、番組が「安楽死」ではなく「自殺」の語を用い

た場合、次姉はミナに自殺教唆したことになり、日本の刑法に抵触する可能性が生じる（ただし、次姉の提起以前にミナ自身がその方法について調べている）。

＊9　《Ich klage an》は、ドイツでは現在も映画館での商業上映を禁止されている。しかし、二〇〇八年、アメリカのＩＨＦという会社が英語字幕付きのＤＶＤを発売し、日本のウェブ書店で入手可能である。

＊10　トーマスの言う「皆さん」とは、裁判官を含め法廷のすべての人々であり、映画の観客でもあるだろう。

＊11　正確には以下である。笠井はミナの部屋を訪れノックしたが、応答がないため、ビールをドアの前に置き立ち去った。その後にミナからメールがあり、笠井は出直した（宮下、二〇一九、三一五頁）。

＊12　プライシック医師がミナに幇助自殺の意思を確認に来た一一月二六日、実は、そのホテルのロビーで宮下は笠井と待ち合わせ、プライシックに引き合わせている。そして、三人でミナの部屋へと向かったのである（宮下、二〇一九、二〇一頁）。しかも、宮下は上述の同時通訳の後、ミナにインタビューしているのだが、著書でのその書き出しは次のごとくである。「その後、私は、小島の部屋に残り、2日後に迫る自殺幇助に対する思いを尋ねた」（同書、二〇六頁）。「2日後に迫る」のは全豪オープン決勝ではなく、インタビュイーも大坂なおみではない！　また、かつて筆者は、脳死・臓器移植をテーマとする番組がレシピエント寄りになりがちな原理的な理由を、脳死者を健常時から取材できないことだとした（脳死状態は窒息などにより突発的になることが多い）。そして次のように述べた。「例えば、ドナーとなるために自殺を決意した者を見つけ出し、その者の自殺決行までの日々を撮影できれば、バランスは取れるのかもしれない。が、そのようなことを断行すれば、番組は世間から総攻撃を受けることだろう」（小松、二〇〇四、三三頁）。それから一五年後、臓器提供目的ではないものの、当のディレクターはまさに「自殺決行までの日々を撮影」し、当のジャーナリストも同様に取材しつづけたのであった。ただし、「世間から総攻撃を受けること」はなかった。「〈反延命〉主義の時代」の所以である。

＊13　筆者はこの観点から、新型コロナウイルス感染症をめぐるＧ・アガンベンの所説、植松聖の殺害論理、

全共闘の死生観、M・ハイデガーの生命論などを、批判的に検討している（小松、二〇二〇／二〇二一a／二〇二一b）。

参考文献

Foucault, Michel(2001) "Est-il donc important de penser ?," Michel Foucault, *Dits et écrits II. 1976-1988*, Gallimard, 997-1001.（＝阿部崇訳「思考することはやはり重要なのか」蓮見重彦・渡辺守章監修、小林康夫・石田英敬・松浦寿輝編集、二〇〇一年、『ミシェル・フーコー思考集成Ⅷ』筑摩書房、三九三－四〇〇頁）

藤田真一（一九七七）『植物人間の記録』朝日新聞社。

小松美彦（二〇〇四）『脳死・臓器移植の本当の話』ＰＨＰ新書。

――（二〇二〇）『【増補決定版】「自己決定権」という罠――ナチスから新型コロナ感染症まで』現代書館。

――（二〇二一ａ）「生命認識の捻れと逆説――ゾーエーとビオスの視点から」河本英夫・稲垣諭編『見えない世界を可視化する「哲学地図」――「ポスト真実」時代を読み解く10章』学芸みらい社、七六－九五頁。

――（二〇二一ｂ）「科学的生命観の歴史的再構成――ハイデガー生命論の討究のために」『電子ジャーナル Heidegger Forum』第一五号、四七－九〇頁。

宮下洋一（二〇一七）『安楽死を遂げるまで』小学館。

――（二〇一九）『安楽死を遂げた日本人』小学館。

日本尊厳死協会（二〇〇六）『年表が語る協会30年の歩み』日本尊厳死協会。

大谷いづみ（二〇〇四）「「尊厳死」言説の誕生」『現代思想』第三二巻第一四号、一四二－一五二頁。

第二章　公立福生病院事件の闇

高草木光一

はじめに——事実経過

腎臓病で数年間人工透析をつづけていた四四歳の女性が、腕の血管の分路（シャント）が詰まってしまったため、通っている診療所から公立福生病院を紹介された。二〇一八年八月九日、同病院を夫とともに訪れると、外科医から「首から管を入れて透析をつづけるか、透析をやめて離脱（治療中止）するか」という二つの選択肢を示された。透析離脱をすれば、二、三週間で死亡する旨が説明されたが、患者は、首に管（カテーテル）を入れる手術を拒み、いったん「透析離脱証明書」（同意書）に署名する。患者は八月一四日に同病院に入院し、八月一六日には、苦痛に耐えられず、「こんなに苦しいなら透析をしたほうがよい。（離脱を）撤回する」との意思を表明した。しかし、病院側は透析治療ではなく、苦痛緩和のための鎮静を行ない、同一六日夕に患者は死亡した。

二〇一九年一〇月一七日、患者の夫と子どもが、公立福生病院を運営する福生病院組合（現・福生病院企業団）を相手取り、慰謝料など二二〇〇万円の支払いを求める民事訴訟を東京地裁に起こした。原告側弁護団によれば、本件の違法性は大きく分けて二つあり、第一に「医師が治療行為の中止を提案し、治療を中止したこと」、第二に「透析離脱の同意に際して撤回できる旨の説明を欠いた説明義務違反」である。なお、二〇二〇年九月一四日の第二回弁論準備期日において、弁護団は、第一の点について、「医師による透析離脱の選択肢の提示、看取り目的の入院、鎮静、という一連の行為」と整理し、鎮静の問題が争点に加えられた。

一　透析離脱をめぐる問題点

(1) 死の自己決定権と「終末期」

この「公立福生病院事件」が『毎日新聞』をはじめとしてマスコミで大きく取り上げられ、患者家族による民事訴訟が起こり、その支援団体が結成されたのは、当該病院や医師の行為が適切であったのかどうかという問題とともに、現代の医療はどこに向っているのかが、「安楽死・尊厳死」問題とも関係して、大きく問われているからだろう。最大の焦点は、透析離脱という事実上の「死の選択」が医療のなかで認められるのか、という点である。しかも本件では、その「死の選択肢」が医師によって提示されたことが、問題を大きくしている。

現在、世界的に進行している「安楽死・尊厳死」への潮流を考えれば、本件は、患者の「いのち」を守る医療から、患者の意思を楯にしてその「いのち」を廃棄する医療へという転換点になるのではないか。そんな危惧が、患者側に立つ論者には共通しているように思われる。「安楽死・尊厳死」

の先進国では、患者の「死の自己決定権」が、「無益な治療」という医師側の判断と一体化され、あるいはすり替えられているという点はつとに指摘されている（児玉、二〇一三／二〇一九）。また近年、スイスやオランダでの「医師による自殺幇助 physician-assisted suicide（PAS）」が大きな話題になっている。二〇一八年、多系統萎縮症という重い神経難病を患う五二歳の日本人女性がスイスに渡って、医師による自殺幇助によって死亡した件は、NHKのドキュメンタリー番組となった。この女性は、「耐えがたい肉体的苦痛」に日常的に苛まれていたわけでもなく、死期が迫っていたわけでもなかった（本書第一章参照）。

もちろん、日本では、薬物の投与によって患者の生命を短縮させる「安楽死」は認められていない。一九九一年に起こった東海大学安楽死事件で横浜地裁は、違法性阻却事由として、「①患者が耐えがたい肉体的苦痛に苦しんでいること、②患者は死が避けられず、その死期が迫っていること、③患者の肉体的苦痛を除去・緩和するために方法を尽くして他に代替手段がないこと、④生命の短縮を承諾する患者の明示の意思表示があること」という厳しい四要件を示している（『判例時報』一五三〇号、一九九五年、四〇頁）。

「延命措置」の不開始ないし中止を意味する「尊厳死」については、法案（「終末期の医療における患者の意思の尊重に関する法律案」）は公表されているが、まだ議会に上程されてはいない。法案は二つ用意されているが、いずれも、その適用は、「回復の可能性がなく、かつ、死期が間近である」終末期に限定され、「延命措置」とは、「終末期にある患者の傷病の治癒又は疼痛等の緩和ではなく、単に当該患者の生存期間の延長を目的とする医療上の措置」と規定されている。また、延命措置不開始ないし中止を希望する患者の意思表示は、一般に「リビング・ウィル living will」と呼ばれているが、これは「いつでも、撤回することができる」と定められている。

本件の場合、「透析離脱」を行なえば二、三週間程度で死に至ると当該医師は説明しているので、「透析離脱証明書」に署名することは、「尊厳死」の場合のリビング・ウィルの作成に相当することになる。しかし、尊厳死法案においても、そのリビング・ウィルが有効であるのは、「終末期」に限定されている。四四歳の当該患者を「終末期」とすることにも、人工透析を「延命措置」とすることにも多くの異論があるだろう（後藤、二〇二〇、一一八－一二三頁）。その意味では、「尊厳死」概念を前倒しで適用するにも無理のある事例であると言わなければならない。

しかし、透析の中止・不開始（非導入）という事例は、本件が例外的であるというわけではない。透析を週三回行なった場合の年間の費用は五〇〇万円程度となるが、患者本人の負担はごくわずかである。その患者数は三〇万人を超え、透析は長期に渡り、患者の高齢化も進んでいる。まずは、この費用負担の「合理性」への疑念が問題の背景にあると見てよいだろう（有吉、二〇一三、三〇－四四頁）。

二〇一四年作成の日本透析医学会「指針」によれば、「終末期」にかぎって、中止や不開始が認められていたが、しかし、二〇一六－一七年の調査によれば、全国の透析関連施設の四分の一近くがこの指針に従っていない（『毎日新聞』二〇一九年六月二九日）。終末期ではない患者に対する透析の中止・不開始は一般的に行われていたと見なすことができ、本件医師の「指針」からの逸脱も、そのような状況下で起こったことだった。

　日本透析医学会の対応にも問題がある。本件発生後の二〇二〇年二月一六日、学会は、これまで末期腎不全について「終末期とは言えない」としてきた考えを転換し、患者らが透析を拒否した場合には「終末期となる」という改定指針案を示している（同紙、二〇二〇年二月一七日）[*1]。「透析患者は終末期」という公立福生病院の見解（同紙、二〇一九年四月四日）を医学会が追認し、公立福生病院および当該医師の行為を擁護しようとしているのは明らかだろう。図らずも、尊厳死法案における「終末期」概念は恣意的に解釈される危険性があるという批判を後押ししてしまうことになった。

　人工透析治療が必要と診断された腎不全患者を「終末期」であるとすることは、透析治療自体が「無益な治療」であるという認識に通じる。実際に、本件の医師は、透析を「延命治療」であると言明している（同紙、二〇一九年三月八日夕刊）。管理的・統制的視点からの医療資源の合理的配分という認識に基づいて、医師が透析離脱という「死の選択肢」を患者に提示し、患者の自由意思による透析離脱すなわち「死」を誘導したとすれば、患者の自由意思や自己決定権などは、たんに利用されているに過ぎないことになるだろう。

（2）リビング・ウィルからアドバンス・ケア・プランニングへ

患者が「透析離脱証明証」に署名後、撤回の意思を表明した後の医師の行為も問題になっている。透析離脱の際には、いつでもその意思を撤回することが可能である旨を医師は説明すべきであったが、本件では、その説明もなかったし、それどころか、患者が離脱後に予期しない苦痛に苛まれて撤回の意思を口頭で表明しても、「意識が清明だったときの意思を重視した」として、その意思表明は取り上げられなかった。また、患者は一九九九年に抑鬱神経症と診断されていて、自殺未遂を三回繰り返していたが、本件の医師はその病歴を把握していなかったと言う（『毎日新聞』二〇一九年三月九日）。

基本的なインフォームド・コンセントが欠けていたと言わざるをえないが、仮にインフォームド・コンセントが十全であったとしても、医療者は「患者の意思は変わりやすい」点に細心であるべきだったという批判がある。『日経メディカル』（二〇一九年五月号）は、「福生病院「透析中止で死亡」――どうにも気になる6つの疑問」という特集を組み、「疑問6」として、「揺れ動く患者の意思に医師はどう対応すべきか」を挙げている。そこで、「患者の意向の変化をシステマティックに吸い上げる仕組み」として、聖路加国際病院腎センターの「ACP面談」が推奨されている。

ACPとは、「アドバンス・ケア・プランニング　Advance Care Planning」の略称であり、厚生労働省が「人生会議」の愛称を付けて普及させようとしているものである。厚労省が二〇一九年一一月にお笑い芸人の小籔千豊を起用してポスターをつくったところ、多くの批判を浴びて各自治体への発送を取りやめたという出来事は記憶に新しい。批判は、必ずしも「人生会議」そのものに対する否定的な見解を示すものではなく、ポスターの表現方法に異議が唱えられたと報道されている（『朝日新聞』二〇一九年一一月二七日）。「いざ」と言うときのために家族やみんなで話し合うこと、それ自体は批判の対象にはならないようにも見える。しかし、何を話し合うのかが、問題である。

厚労省の「人生の最終段階における医療・ケアの決定プロセスに関するガイドライン」（二〇一八年）では、「本人の意思は変化しうるものである」ことが強調され、「本人が自らの意思をその都度示し、伝えられるような支援が医療・ケアチームにより行われ、本人との話し合いが繰り返し行われることが重要である」としている。この「繰り返し話し合うプロセス」がACPに他ならない。

二〇一二年に公表された尊厳死法案の主要な主張点は、生前の意思を示す「リビング・ウィル」の尊重だった。リビング・ウィルとは、すなわち「延命措置を行うか否かに関する患者の意思」を予め書面に認めたもので、その内容は「延命治療の不開始」等に事実上限られている。いわば従来の通常の医療とは異なるものを希望することで、端的に言えば「死の前倒し」というかたちで、生前意思は表明されることになる。

このリビング・ウィルには、難点が指摘されてきた。一度紙に書かれた「意思」を、遺言書と同じように、死と向き合ってもなお変わることのない理性的で揺るぎのない意思として取り扱ってよいものか、という問題である。死が目前に迫っていない段階での意思が、実際に死を目前にしたときに逆転してしまうという事例は、日常的にあると言ってよい。たとえば、鳥取のホスピス・野の花診療所院長の徳永進医師は、一連のエッセイのなかで、死に直面した患者たちが一八〇度態度を変えるさまを、一つの人間喜劇として温かく描写している。すっかり死を受容していたかのように見えた患者が、死が間近に迫ると「先生、この場になってお恥ずかしゅうござんすが、わし、生きとうござんす」と言って土下座をする（徳永、二〇一九、三四頁）。そんなことはホスピスでは日常茶飯事であると言う。

厚生労働省のACPは、リビング・ウィルに比べて、一つには「人生会議」という愛称があるとおり、患者本人の単独の意思ではなく、医療・ケアチームや家族を交えた話し合いの結果としての意思の形成が目指され、もう一つは、「意思は変化しうる」ことから、何度でも繰り返し話し合うことが求められている点に特徴がある。しかし、リビング・ウィルが「尊厳死」のための「意思」であったように、その改良版と言うべきACPもまた、「死の前倒し」をそもそもの目的としてもっているのではないだろうか。

公立福生病院事件を受けて、日本透析医学会が作成した「透析の開始と継続に関する意思決定プロセスについての提言」を見ると、「意思決定能力を有する患者からの透析見合せの申し出を受けた場合」の項には次のように書かれている。

医療チームは、患者の意思は変わりうるものであることを常に認識し、透析を受け入れるための対応を続ける。人の尊厳の中では自律、すなわち自分のことは自分で決めることが最も重要な要素であり、患者・家族等・医療チームの間で十分な情報共有のもと繰り返し話し合った〔…〕選択の合意を尊重すべきである。〔…〕患者・家族等・医療チームの間で透析見合せの合意が形成されない場合には繰り返し話し合い、合意形成に努める。（『日本透析医学会雑誌』五三巻四号、一八八頁）

ここでは、ＡＣＰの趣旨通り、「患者の意思は変わりうるものである」ことが強調され、したがって患者・家族等・医療チームが「繰り返し話し合う」ことの重要性が語られている。では、「繰り返し話し合う」ことによる「合意形成」とは何かと言えば、人工透析の不開始ないし中止の合意を形成することだろう。日本透析医学会は、ＡＣＰの意図を正しく理解し、死の前倒しを前向きに実践しようとしているように見える。

（３）中止か不開始か

公立福生病院事件に戻ってみよう。一般に本件は、「人工透析中止」事件として扱われているが、「中止」という表現が適切であるかどうかについては、問題がないとは言えない。

患者は、数年前から人工透析をつづけていた。しかし、これまで使っていたシャントが使えなくなり、診療所からの紹介で訪れたのが公立福生病院である。同病院で透析を受けていたわけではない。先に述べたように、同病院の医師は、手術を行なったうえで首からのカテーテルによる新たな手段を提示するが、患者はこれを拒否し、「透析離脱証明書」にサインしている。つまり、従来行なっていたシャントによる人工透析を「中止」したのではない。むしろ、新たなかたちでの人工透析の「不開始」を患者が選択したと考えることもできる。「中止事件」と言うと、「透析中止」の意思を撤回した患者に対して、医師が透析の「継続」を拒否したかのように受け取られてしまう可能性があるが、従来のかたちでの「継続」はそもそも不可能であるという前提のうえで、本件は発生している。

従来のシャントは使えない。カテーテル導入手術は明確に拒否されている。そのような状況で苦痛を訴える患者に、どう対処すればよいのか。医師の立場に立てば、患者がカテーテル手術拒否の意思撤回を明確にして、改めて手術への同意を得ることがおそらくは最も望ましいことだったろう。しかし、その時点では、患者は苦痛のあまり意識が混乱している。

医師は「できることは全部やらせてもらったつもりだ」と主張しているが（『毎日新聞』二〇一九年三月二九日）、本件の民事訴訟原告側弁護団によれば、患者が「透析離脱」撤回を口頭で表明した時点で、医師は緊急透析を行なうことができた。従来のシャントが使えなくても、カテーテル導入手術を行なわなくても、首の内頸静脈か鼠蹊部《そけいぶ》の大腿静脈からカテーテルを挿入して緊急透析を行なうことは、一〇分程度で可能なことだった。そうした措置をとっていれば、患者が死亡することもありえなかった。

緊急透析を行なうことが標準的医療として求められるのだとしたら、医師の不作為は過失となるだろう。しかし、この時点で、医師は患者がその日のうちに死亡することを予想していなかったのではないか。「透析離脱」後、二、三週間の寿命と見立てていたが、この日は、透析離脱の日からちょうど一週間後である。苦痛に悶えて離脱撤回を口走る患者に対して、「清明な意識に戻して意思を確認したい」として、とりあえず「除痛」の処置を施すことには一定の合理性があるようにも思われる。この点については、当時の患者の容態についてのさらに詳細な医学的検討が必要であろう。

二　鎮静とDNRをめぐる問題点

(1)「除痛」か「鎮静」か

しかし、「除痛」をすると家族に説明してからの医師の行為には明らかな齟齬があるように思われる。詳しく見てみよう。患者は八月一四日に公立福生病院に入院し、亡くなった八月一六日の午前九時四五分に「こんなに苦しいなら透析したほうがよい。撤回する」と、透析離脱撤回の意思を表明する。医師は、患者の長男・次男に対して、「呼吸困難によって意識が混乱している状態ではなく、意識が清明であったときの本人の意思を尊重する」と述べる。患者の夫に対しては、「今、痛くて苦しくてつらい状況で、いわばパニックの状態に近いので、痛みを和らげることが必要で除痛を始めることに息子さんたちと話し合って決めました」と説明し、透析離脱撤回については、「まずは正常な判断ができるように除痛して、あとは本人と私たちに委ねてください」と述べる（事実経過については、基本的に、本件訴訟原告弁護団が公表している訴状概要に基づいている）。

つまり、この場合の「除痛」は、文字通り、疼痛を緩和することを目的とした「ペイン・マネージメント pain management」ないし「ペイン・コントロール pain control」と推認される。しかし、「除痛」後に「正常な判断ができる」状態にするという目的に相応しい薬剤が適切に使われていたのだろうか。実際に当該医師が行なった措置は、ほんとうに「除痛」だったのだろうか。

カルテには、一一時五六分頃「ドルミカム1A〔アンプル〕筋注施行」（〔〕内の注記は高草木。以下同）、一四時少し前に「ドルミカムの持続静注を開始　10㎎／2㎖ 12管」とあり、その約三時間後の一七時一一分に患者の死亡が確認されている。医師が二、三週間で死亡との見立てを示した八月九日から一週間後に患者が死亡していることと合わせて考えれば、患者の死は、透析離脱によってもたらされたというよりも、ドルミカムの投与を直接の原因とするものではなかったのか、という素朴な疑問が湧いてくる。

鎮静剤ドルミカムの使用をめぐっては、これまでいくつかの訴訟例が報道されている。

【第一例】一九九八年八月、神戸大学医学部附属病院で、一四歳の男子が脳下垂体内ラトケ嚢胞の全部摘出手術を受けた後、頭痛を訴えたためドルミカムを投与され、その三日後に死亡した。患者の両親が医師の術後管理に過失があったとして七八〇〇万円の損害賠償を求めた結果、神戸地裁は原告の主張をほぼ全面的に認めて、約七千万円の支払いを命じた（『毎日新聞』二〇〇三年六月一三日大阪）。判決では、「ドルミカムは人工呼吸中の成人への使用で初回投与及び追加投与の総量が〇・三mg／kg（一郎〔患者仮名〕の体重に当てはめれば九・九mg）までとされているところ、本件では、〔…〕五時間の間に合計一・一アンプル（一一mg）という多量のドルミカムが投与されている。しかも、ドルミカムには呼吸抑制の副作用があり、レンドルミン〔睡眠剤〕を併合投与すると呼吸抑制を生じる危険性がさらに高まり、死亡の危険性も生じる」（『判例時報』一八三六号、二〇〇三年、一一〇−一一一頁）と指摘されている。

【第二例】一九九八年九月、七九歳の男性が東京大学医学部附属病院で脳下垂体腫瘍の手術を受けた。手術は成功したが、二日後に患者が歩きだそうとしたため、担当研修医がドルミカム七・五mg、二、三分後に二・五mg、計一〇mg（一アンプル）を静脈内投与した。その直後に心臓が停止し、蘇生により心拍は再開したものの、意識は戻らなかった。東京地裁の判決は、このドルミカムの用法及び用量は、麻酔医または十分な経験のある医師が慎重に行なうのであれば許され得るとしながらも、研修医が行なったこのケースでは注意義務違反を免れないとした（『判例タイムズ』一二一一号、二〇〇六年、二三〇頁）。『朝日新聞』（二〇〇〇年六月一九日夕刊）は、「ドルミカムは、全身麻酔のための薬で、呼吸を弱める作用をもつため、人工呼吸器などを準備し、呼吸管理をしながら投与しなければならない。とくに高齢者への投与は、作用が強く表れやすいので注意が必要だった」とコメントしている。本件は、病院側が約六六〇〇万円を支払うことで、二〇〇四年九月に東京高裁で和解が成立している（『読売新聞』二〇〇四年四月二八日、一二月二一日）。

【第三例】一九九八年一一月に、川崎協同病院で須田セツ子医師が、五八歳の男性患者の気管内チューブを抜き、筋弛緩剤を投与して死亡させた。殺人罪で起訴された須田医師は、最高裁まで争って懲役一年六月、執行猶予三年の有罪判決を受けている。須田医師は、鎮静剤セルシン二〇mg、つづいてドルミカムを二回にわたって一三〇mgを投与、さらに筋弛緩剤のミオブロックを投与したとされている。なお、このドルミカム投与量についてはカルテには記載がなく、看護記録に基づいている。裁判ではセルシン、ドルミカム投与に関する事実認定は断念されているが（『最高裁判所刑事判例集』第六三巻一一号、二〇〇九年、二〇一一頁／『判例タイムズ』一一八五号、二〇〇五年、一二八頁）、横浜地裁第一審の検察側冒頭陳述では、ドルミカム八アンプルを「患者の鼠蹊部大腿静脈に接続された輸液セットの三方活栓から注入して静脈注射」を行ない、さらに五アンプルを点滴静注したとされる（『読売新聞』二〇〇三年三月二八日）。これは、須田医師本人の主張とも大きく矛盾はしない（須田、二〇一〇、三六－三七頁）。本件では、ドルミカム投与は直接の死因として争われていないものの、その投与量一三〇mgについて、麻酔科医は、一般的な成人男子への投与量の一三倍で「十分な致死量」との見解を示し（『読売新聞』二〇〇二年四月二六日夕刊）、立入検査に入った川崎市は、「通常の治療では考えられない量」、「看護記録にあるドルミカムの総量だけでも十分な致死量」（同紙、二〇〇二年四月二三日、二六日夕刊）と判断している。

【第四例】二〇〇三年七月、五〇歳の男性が、名取市の宮城県立がんセンターで直腸がん切除手術を受けた三日後に痛みを訴えたため、医師からの電話の指示で看護師が、抗精神病薬セレネース二〇mgを四回に分けて注射し、ドルミカム二mgを生理食塩水二mℓに溶解して点滴投与したが、まもなく死亡した。患者の妻は、セレネースの過量投与とドルミカムの不適切な使用が死因であるとして、約一億八六〇〇万円の損害賠償を求めて提訴した。原告側は、「ドルミカムを投与するにあたり、注意事項にある人工呼吸器具の準備もされていなかった」などと主張したが（同紙、二〇〇四年一二月二一日）、仙台地裁は、セレネース、ドルミカムの投与と患者の死亡との間に相当因果関係を認めることができないとして、原告の請求を棄却した（『医療判例解説』二三号、二〇〇九年、五頁）。

【第五例】二〇〇五年三月、三重県名張市立病院で、六〇歳代の男性が総胆管結石の疑いで入院し、ドルミカム一〇mgを三回に分けて注射された。その結果、呼吸抑制や舌根沈下で低酸素脳症となった。院長は、「ドルミカムの適量は個人差が大きいが、結果的に過剰投与だった」として病院側のミスを認め、患者の妻に損害賠償金四五一九万円を支払うことで合意している（『毎日新聞』二〇〇五年八月二四日大阪夕刊／二〇〇六年一一月二二日伊賀版）。

以上のように、ドルミカムはその投与にあたり、細心の注意が必要であることがわかる。上記の第一例、第二例、第五例では、患者の容態等はそれぞれ異なるとは言え、一〇mg程度の投与で医療事故が起きていて、しかも病院側が数千万円の損害賠償金を支払うという結果に終わっている。公立福生病院事件におけるドルミカムの総量一三〇mgは、川崎協同病院事件で投与されたのとまったく同量であり、これは「十分な致死量」に当たると判断されている。ただし、公立福生病院の場合、一〇mgの筋肉注射の後、持続静注（静脈注射）で一二〇mgであるから、一三〇mgがそのまま患者の体内に入ったわけではない。持続静注が二四時間であるとすれば、開始から患者の死亡までの約三時間の間で約一五mg、筋注一〇mgと合わせて、約二五mgが体内に入ったと考えられる。これが適切であったのかどうかについては、カルテや証言の精査とともに専門的知見による検証が必要になってくるだろう。しかし、上記の事例と重ね合わせてみると、ドルミカム投与が患者を死に至らしめたのではないか、という点は十分に検討する余地があると思われる。

少なくとも、当該医師が行なったのは「除痛」ではなく、「鎮静」だったのではないか。医師には、患者の「晴明な意識」を回復させることは当初より念頭になかったのではないかという疑念も払拭しがたい。とすれば、医師の患者家族に対する説明には重大な過誤があったと言わなければならない。

(2)「鎮静」と「安楽死」、DNRと「尊厳死」

「除痛」と「鎮静」は、日常用語では同じような意味に使われているが、医療においては、この二つは区別する必要があると思われる。「鎮静」は、「セデーション sedation」の訳語であり、一九九〇年に世界的に初めて医学文献に現われたと言われている（森田、二〇一七、三二頁）。日本緩和医療学会のガイドラインによれば、「鎮静」とは「1)苦痛緩和を目的として患者の意識を低下させる薬剤を投与すること、あるいは、2)苦痛緩和のために投与した薬剤によって生じた意識の低下を意図的に維持すること」と定義され、「深い」か「浅い」かの水準によって、「持続的」か「間欠的」かの様式によって四つに分類されるが、一般にセデーションは「深い持続的鎮静」を指すものと思われる。これは、「言語的・非言語的コミュニケーションができないような、深い意識の低下をもたらす鎮静」であり、いったんこの「鎮静」に入ったら、二度と「正常な判断ができる状態」になることはない。だからこそ、「鎮静」と「安楽死」の間のグレーゾーンがしばしば問題になるのである。

宗教学者の山折哲雄は、『朝日新聞』に連載の「生老病死」の最終回（二〇二〇年五月二日）で次のように語っている。「緩和医療というものを私が望む自然死に結びつけたらどうだろうかと考えてみた。日本の終末期の医療現場では、意識レベルを下げるセデーション（鎮静）があくまで緩和ケアとして行なわれているが、最期にセデーションの状態で逝けないだろうかと考えたのだ」。微妙な表現で、「安楽死」に近いものとしてセデーションを捉えているように見える。

苦痛緩和を目的とするセデーションは死を目的とする「安楽死」とは異なるものとして、緩和ケアの現場で認められてきたが、このような「意図」による安易な二極化を問題視する論者もいる（飯田、二〇〇八）。「最近の生物統計学の方法を用いても、やはり持続的深い鎮静は生命予後を縮めないことが示された」（森田、二〇一七、六頁）とする見解がある一方で、深い鎮静は「意図的に低下させた意識を回復するプログラムをもたない」のだから、本質的に安楽死と変わらないのではないかと疑問を投げかける緩和ケア医もいる（大岩・鈴木、二〇一四、八四頁）。ドルミカムの投与によって患者が死亡する事例がある以上、「セデーション」という名目で、生の短縮を事実上の目的とした鎮静剤投与が行なわれる可能性は否定できない。もし医療現場でそのようなことが実際に行われているとすれば、「安楽死・尊厳死」の議論の脇に大きな抜け道があることになってしまう。

公立福生病院事件の場合、医師が「除痛」として行なったことは、使用したドルミカムの量から考えて、「鎮静」であるというよりも、「不適切に行なわれた鎮静」である可能性が疑われる。本件のドルミカム投与は、苦痛緩和の副次的結果として患者の死を早めたとすれば「間接的安楽死」に該当するし、患者の死を早めることを目的としたと推認されるだけの大量投与があったとすれば「積極的安楽死」と見なすこともできる。その意味では、公立福生病院事件は、一般に語られている「人工透析中止事件」としてだけではなく、直接に「安楽死」の観点から切り込む余地を多分に残していると言わなければならない。

また、別の角度からも、本件は「尊厳死」との関係で問題をはらんでいる。『毎日新聞』(二〇一九年六月二三日)は、患者が八月一四日に入院したことについて、「病院は最初から入院を「看取り目的」と決めていたようだ」と推測し、八月一六日、つまり患者が死亡した日の午前四時五分に看護師が記した「急変時はDNR」をその根拠の一つにしている。DNRないしDNARは〈Do Not Attempt Resuscitation〉、つまり心肺蘇生法を実施しないことを意味する。[*2] これが終末期医療の現場では拡大解釈されて、治療の差し控えや中止という「尊厳死」の取り扱いと混同されるケースがあったために、日本集中治療医学会は、すでに二〇一六年の勧告で、これを「心停止時における心肺蘇生の不開始」に厳密に限定されると釘を刺している。「DNAR指示は心停止時のみに有効である。心肺蘇生不開始以外は集中治療室入室を含めて通常の医療・看護については別に議論すべきである」。つまり、終末期医療において、心臓が停止した段階で心臓マッサージ等を行なわないことが、DNARの本来意味するところであり、それ以外のことは含まれていない。今回の公立福生病院事件は、その勧告から二年後の二〇一八年の事例であり、拡大解釈をすることはもはや許されないはずである。

当該患者は、「透析離脱証明書」に署名しているとは言え、「尊厳死」の意思を表明していたわけではない。苦痛のために離脱撤回を表明していたことは、何よりも生きる意思を示したことと認めなければならない。それにもかかわらず、公立福生病院の医療体制は、この患者を「看取る」という当初の方針を最後まで貫いていたように見える。「尊厳死」法が成立する以前に、しかも、患者自身による「死の選択」というその理念的支柱を欠いた、生の打ち切り、死の前倒しが行われていたことにならないだろうか。

おわりに――コロナ禍のなかで

公立福生病院事件を調べてみると、寒々とした感情に囚われるのはなぜだろう。それは、医師が患者を死に至らしめたこと自体によるものではないように思われる。たとえば、患者を安楽死させたとして殺人罪に問われた川崎協同病院事件を調べても、そうした感情は生れてこない。須田セツ子医師は、有罪判決を受けた以上、その医療行為に法的な問題があったことは確かだとしても、彼女が患者の「いのち」と向かい合って格闘していたさまは見て取れる（須田、二〇一〇、一八‐四三頁／矢澤編、二〇〇八、一七一頁）。

公立福生病院事件では、医師の側に患者のかけがえのない「いのち」に関わっているという印象がまったく感じられない。病院全体が、人工透析の中止・不開始について「患者の自由意思に任せる」という素朴で粗略な姿勢を貫いていて、自ら「技術者」の域を一歩も出ないという立場を表明しているようにさえ思える。

公立福生病院では、二〇一三年以降、透析中止によって当該患者を含めて四人、不開始によって二〇人が死亡していることが明らかになっているので（『毎日新聞』二〇一九年三月一三日）、今回の件は決して医療事故ではないし、特別なケースにも当たらないのだろう。松山健院長は、透析の中止や不開始の選択肢を医師が示すことについて、「普通の医療」であり「倫理的」であると言明している（同紙、二〇一九年三月一〇日）。ありうる選択肢を示すのは「合理的」であり、患者の意思を尊重するのは「倫理的」なのだろう。また当該医師は、「透析を受けない権利を患者に認めるべきだ」とする信念から中止や不開始の選択肢を患者に提示することにしていると言う（同紙、二〇一九年三月七日）。

彼らには、主観的には確固たる「正義」がある。その「正義」が現行法のなかで今後どのように裁かれるのかは何とも予測がつかないが、仮に彼らの「正義」が罷り通ってしまうとしたら、まるでディストピア小説のような光景が思い浮かぶ。「生きるに値しない」患者たちは、自らの主体的意思によって自発的に死を希望し、「正義」感溢れる医師たちは、その患者の意思を最大限に尊重して、合理的・倫理的に次々に死を処方する。そこには医療費や医療資源の「無駄遣い」はなく、すべての人が健康で生き生きと「生産的」に暮らしている。

折しも、新型コロナウイルスの蔓延という危機的な状況のなかにわれわれは生きている。限られた医療費、限られた医療資源をどのように有効に使うのかという議論が否応もなく台頭してきている。「いのちの選別」や「無益な治療」の論理が堂々と主張される現実がある。しかし、そうした「部分的合理性」に関する技術的な議論が精緻に展開されればされるほど、弱者、病者の救済というそもそもの医療の基本が見失われてしまうのではないかという恐れを抱く。「いのち」の平等性という根源が崩れるとき、人間的「共同性」そのものが揺らいでしまうように思えてならない。

おそらく、われわれは、いつの間にかディストピアのとば口に立たされている。

＊1　「透析の開始と継続に関する意思決定プロセスについての提言」では、「終末期」を「人生の最終段階」と言い換えて、「人生の最終段階ではない患者が透析の見合わせを申し出て、最終的にCKM（保存的腎臓療法）を選択した場合、医師が生命維持のために透析を必要とするESKD（末期腎不全）と診断した時点から人生の最終段階となる」としている（『日本透析医学会雑誌』第五三巻四号、二〇二〇年、一八八頁）。

＊2　日本救急医学会等によれば、DNRとDNARは基本的には同義だが、DNR（Do Not Resuscitate）が、蘇生する可能性が高いのに蘇生治療は施行しないとの印象を持たれやすいために、近年では、蘇生に成功することがそう多くないなかで蘇生のための処置を試みないことを表す用語としてDNARが使用されている。

参考文献

有吉玲子（二〇一三）『腎臓病と人工透析の現代史——「選択」を強いられる患者たち』生活書院。
後藤有里（二〇二〇）「消極的安楽死における終末期の定義と治療中止の正当化要件及び根拠——福生病院透

析中止事件をきっかけとして」『法学ジャーナル』（関西大学）第九八号、九五－一三一頁。

飯田亘之（二〇〇八）「「安楽死の意図は患者の死亡、鎮静の意図は苦痛緩和」という二極分化的思考の問題点」飯田亘之・甲斐克則編『終末期医療と生命倫理』太陽出版。

児玉真美（二〇一三）『死の自己決定権のゆくえ――尊厳死・「無益な治療」論・臓器移植』大月書店。

――（二〇一九）『殺す親　殺させられる親――重い障害のある人の親の立場で考える尊厳死・意思決定・地域移行』生活書院。

森田達也（二〇一七）『終末期の苦痛がなくならない時、何が選択できるのか？――苦痛緩和のための鎮静〔セデーション〕』医学書院。

大岩孝司・鈴木喜代子（二〇一四）『その鎮静、ほんとうに必要ですか――がん終末期の緩和ケアを考える』中外医学社。

須田セツ子（二〇一〇）『私がしたことは殺人ですか？』青志社。

徳永進（二〇一九）『「いのち」の現場でとまどう――臨床医学概論講義』高草木光一編、岩波書店。

矢澤曻治編（二〇〇八）『殺人罪に問われた医師 川崎協同病院事件――終末期医療と刑事責任』現代人文社。

第三章

安楽死・「無益な治療」論・臓器移植そして「家族に殺させる社会」

児玉真美

一　安楽死と医師幇助自殺をめぐる世界の概況

積極的安楽死（以下、安楽死）と医師幇助自殺の合法化が世界各地で相次いでいる。二〇二一年五月末現在、安楽死と医師幇助自殺がともに合法なのは、ベルギー、オランダ、ルクセンブルク、スペイン、コロンビア、カナダ、豪ヴィクトリア州（ただし安楽死は自力で毒物を飲めない重度障害者のみ）、西オーストラリア州、タスマニア州、ニュージーランドの一〇ヶ所、医師幇助自殺のみが合法とされているのは、スイス、米国オレゴン州、ワシントン州、モンタナ州（ただし最高裁判決による）、バーモント州、カリフォルニア州、コロラド州、ワシントンDC、ハワイ州、ニュージャージー州、メイン州、ニューメキシコ州の一二ヶ所である。二二ヶ所のうち、二〇一六年以降の合法化が一三ヶ所。現在も法案審議中の国や州がいくつもあるが、近年目立っているのは、二〇二一年三月に合法化を決めたスペインをはじめ、カトリック教国の動きだ。

スペインと同じく、左派連立政権のポルトガルの議会でも、ほぼ一年間にわたる紆余曲折を経て二〇二一年一月末、安楽死と医師幇助自殺の両方を合法とする法案が可決された。それを受け、カトリック教徒であるマルセロ・レベロ・デ・ソウザ大統領は、法文が厳密さを欠いているとして二月中旬に憲法裁判所の審査を求めた。今後の展開が注目されている。*1

またオーストリアでは、二〇二〇年一二月に憲法裁判所が、自殺を望む人への第三者の幇助の全面禁止は自己決定権の侵害であるとし、翌年中の合法化を政府に命じた。イタリアでも二〇二〇年七月、二〇一七年にMS（多発性硬化症）女性のスイスでの幇助死に同行した活動家に無罪判決が出た。同様の判決は前年に続いて二度目で、終末期ではない人までを対象にした自殺幇助合法化に向けた議論が活発化しそうだ。

以上のような世界の動向にともなって、いわゆる「すべり坂」現象がさまざまな形で広がっている。とりわけ懸念される「先進国」の状況を簡単に報告したい。

(1) スイス

現行法の解釈により、個人的な利益目的でなければ自殺幇助が違法とはみなされないスイスでは、外国人を受け入れるディグニタス、ライフサークル、ペガソスを含め自殺を幇助する団体が合法的に活動し、「自殺ツーリズム」の名所となっている。事故で全身マヒとなり「二級市民」

として生きるのは耐えられないと訴えた二十代の男性や、末期がんの妻と一緒に自殺した健康な高齢男性など、終末期ではない人たちの自殺幇助も多数行われてきた。近年急増しているのは、「人生を生き終えた（completed life）」と考える高齢者の「理性的な自殺」。二〇一八年にもオーストラリアの一〇四歳の科学者が加齢によるＱＯＬ（生活の質）低下を理由に自殺した。

（2）オランダとベルギー

オランダとベルギーでは法律要件の「耐え難い苦痛」が身体的な苦痛に限られていないため、精神的な苦痛を理由にした事例が相次いでいる。

ベルギーでは、四十代の生まれつき耳の聞こえない双子の男性が近く失明すると分かって二人揃って病院で安楽死。性転換手術の失敗を苦にした事例や、娘を亡くした悲嘆に耐えかねた高齢女性など、多数に及ぶ。

オランダでは二〇一二年に医師と看護師が車で自宅に派遣される機動安楽死チーム制度が稼動し、それ以降に精神障害者や認知症患者への安楽死が急増したといわれるが、二〇二〇年四月には最高裁の判決により、事前指示のある認知症患者には改めて意思確認をすることなく医師の判断での安楽死が容認された。また知的／発達障害者にもすでに安楽死が行われている。二〇一四年から子どもにも安楽死が行われるようになる一方、七五歳以上で「人生を生き終えた」と死を望む高齢者に対象を拡大する法改正案が二〇一六年に続いて二〇二〇年七月にも提出されて、対象者はさらに拡大に向かう気配だ。

また両国では安楽死後臓器提供が現実のものとなっている。患者が安楽死と臓器提供をともに自己決定する場合、手術室の近くで安楽死が実行され、心停止から数分間後に臓器を摘出する。二〇〇〇年代半ばから二〇一六年までに、両国合わせて安楽死後臓器提供ドナーは四〇人とのこと。

（3）カナダ

上記の国々と比べて合法化では後発のカナダだが、そのラディカルさでは先陣を切っている。まず、文言と位置づけ。二年先行したケベック州の法律でも、二〇一六年に成立した連邦政府の法律でも、それまでの国や地域と違い、医師幇助自殺と安楽死を一括してＭＡＩＤ（Medical Aid in Dying）と称した。それらの行為を緩和ケアの一端に位置づけたことになろう。しかし、ケベック州の医師からは、緩和ケアを受けられる患者が三割にとどまる現状で、多くの患者がＭＡＩＤを選択せざるをえない実態も指摘されている。

要件緩和のスピードも速く、合法化からわずか四年で対象者拡大が決まった。難病患者と医師らの提訴を受け、二〇二〇年にケベック州の裁判所が対象者を終末期の人に限定するのは制約的過ぎて違憲だと判断。法改正を命じた。ケベック州は即座に対応したが、連邦政府の議論は紛糾。一年以上にわたる紆余曲折を経て二〇二一年三月一七日に新法が成立し、「死が合理的に予見可能」である者に加えて、重大で不治の「病気、疾患または障害」があり、それが進行し悪化して耐え難い苦しみがある者も、対象に含めた。精神障害による苦しみのみを理由に安楽死を望む者を対象とするかについては、今後の検討課題とし、二年以内に結論が出される。

他にも、安楽死申請書に署名する際に必要とされた立会人が二人から一人に減らされたり、死が予見可能な場合は、申請の承認から実施までの一〇日の待機期間が無用となるなど、手続き上の要件緩和も行われた。

また、カナダでも安楽死後臓器提供が行われており、二〇一九年一月までにオンタリオ他三州で安楽死後ドナーは三〇人。「先進国」ベルギーとオランダと比べても、短期間での急伸だ。カナダで安楽死後臓器提供ドナーとなった人の病名では、最も多かったのはＡＬＳ。次いで、末期の慢性閉そく性肺疾患とパーキンソン病とのこと。

二　「死ぬ権利」の「すべり坂」

上記を含めて安楽死と医師幇助自殺を合法化した国や地域で見られる主要な「すべり坂」現象を整理すると、おおむね以下のようになる。

(1) 対象者の拡大・指標の変容

医師幇助自殺と安楽死の対象者は終末期の人から認知症患者、精神障害者、高齢者、重度障害者、知的障害者や発達障害者へと、拡大し続けている。当初の「救命可能性」から「ＱＯＬ」へと、指標がシフトしているということもできよう。米国ではヨーロッパのような対象者の拡大は起こっていないといわれるが、オレゴン州は二〇一九年七月にセーフガードの一部を緩和。二〇二一年五月末現在、ワシントン州とハワイ州でも緩和が検討されている。

また、具体的な事象としては見えにくくとも、上記の変化に伴って「重い障害のためにＱＯＬの低い生は生きるに値しない」という価値観が浸透することで、社会に及ぼす影響は大きい。とりわけ医療現場では「ＱＯＬが低い人は医療コストに値しない」という判断基準の広がりとなって、英米では近年、後述する「無益な治療」論によって重い障害のある患者の救命や延命が一方的に拒否されたり中止される事例が急増している。

（2）緩和ケアや自殺手段への変質

カナダの法文が安楽死と医師幇助自殺をＭＡＩＤと括る以前から英語圏のメディアは、ＭＡＩＤの他にＰＡＤ（Physicial-Assisted Death）、Assisted Dying などの文言を多用し始めており、それらへの統一が進む。米国内科医学会はこれに対して、緩和ケアと混同される文言を使うべきではないと批判している。

他方、栄養と水分の補給を中止して苦痛を軽減する臨死期の緩和ケア・テクニックが合法的な自殺手段へと転じつつある。自分の意思で飲食を断って死を選ぶＶＳＥＤ（Voluntarily Stopping

Eating and Drinking 自発的飲食停止）だ。合法的な代替自殺方法として、米国の合法化ロビー団体が法律の要件を満たさない人や合法化されていない州の人に対して喧伝し、広がりつつある。

精神的苦痛を理由にした安楽死や「理性的自殺」、VSEDの広がりを考えると、「死ぬ権利」は「自殺する権利」へと変質しつつあると言えるかもしれない。

（3）崩れていく「自己決定」原則

認知症患者の安楽死を容認した二〇二〇年のオランダの最高裁判決の発端は、二〇一六年四月の衝撃的な事件だった。重症化して介護施設で暮らすくらいなら安楽死を望むという趣旨の事前指示書を軽症時に書いていたが、施設入所後には難色を示した女性に、入所からわずか七週間で実施。しかもコーヒーに鎮静剤を混入して飲ませ、点滴に抵抗すると家族に押さえつけさせるという強引なやり方だった。しかし、善意にもとづいての行動であったとして医師は無罪。この判決の後、事前指示がある認知症の人は医師の判断で安楽死が可能、不穏が予想される場合には飲食物に鎮静剤を混ぜて摂らせてもかまわないとの新たなルールが作られた。

また、意思決定能力の有無に関して慎重なアセスメントを要する知的障害者に、すでに安楽死が行われている事実も大きな懸念だ。オランダの地域審査会の報告を精査した英国の医師らから、「意思決定能力審査は十分に厳格であるとは見えなかった」「相当注意基準（安楽死を合法的に実施するために医師に遵守が求められる六つの基準）は知的障害および／または自閉症スペクトラム障害のある患者には簡単に適用できるものではなく、適切なセーフガードとして機能しているとは見えない」などの問題が指摘されている。

「死ぬ権利」を主張する議論の論拠は「自己決定」原則にあるはずだが、このように本人の「意思」の確認や意思決定能力のアセスメントがおろそかにされていく実態を見ると、その論拠すら崩れつつあるのではないだろうか。

（４）ＰＯＬＳＴと医療コスト削減

米国でＰＯＬＳＴ（Physician's Orders for Life Sustaining Treatment　生命維持治療に関する医師の指示書）の法制化が広がっている。緊急時の救命や生命維持をめぐる患者の意思を医師が聞き取り、その結果を医師の指示としてカルテに残すシステムである。患者が病院や介護施設を移動しても電子カルテで自動転送される。米国では一九九〇年代にオレゴン州で始まり、終末期医療のメディケア・コストを下げたとして、他州にも急速に広がっている。医師幇助自殺合法化の議論が高まっていた一九九〇年代のオレゴン州で、同時にＰＯＬＳＴが広がり始めていたというのは、注目に値する事実だ。患者の「死の自己決定権」の尊重という表看板の陰で、医師主導で意思決定を迫り社会保障費削減を図るシステムが作動していたオレゴン州の構図は、尊厳死法制化の議論と並行してＡＣＰ（Advanced Care Planning　通称「人生会議」）が推進されている現在の日本にそのまま当てはまる。

このように、「死ぬ権利」をめぐる議論には、医療をはじめとする社会保障コスト削減の議論がつきまとっている。カナダの安楽死合法化直後には、カルガリー大学の医師が医学雑誌で、MAIDによって一億ドル以上の医療費が削減されると試算してみせた。

上記の「すべり坂」現象が重層的に広がるなら、「生きるに値しない」とみなされる患者が「医療コストにも値しない」患者と同一視されていくのは必然だろう。コロナ禍で登場した各国のトリアージの基準がさまざまな正当化により切り捨てるのも、高齢者と重度障害者。まさに、安楽死の議論と「無益な治療」論で「生きるに（医療コストに）値しない」とみなされる人たちである。

（5）家族介護者による「自殺幇助」への寛容

安楽死や医師幇助自殺合法化の広がりとともに、恣意的な判断による家族介護者の一方的な行為にまで社会や司法が寛容になっていく現象が見られる。たとえば二〇一七年、豪クインズランド州の陪審員裁判で、認知症の父親に「眠れるから」と偽って死を早める目的で薬物を飲ませた五九歳の息子が無罪となった。英国でも同時期に、息子による高齢の父親への「自殺幇助」事件で、判事はその「思いやり」を賞賛し執行猶予を与えた。

ここでも上記のように、「障害のある生は生きるに値しない」という価値観が共有され、それによって「自己決定」原則はいとも簡単に見失われてしまう。なにより家族介護は密室である。どの国も社会保障縮減に走るなか、追い詰められた介護者による虐待リスクを考えると、「殺人」

と「自殺幇助」とを見分けることがどこまで可能なのか。「医療によって死なせる」行為の合法化の広がりに伴って、恣意的な判断による家族介護者の一方的な行為にまで、なし崩し的に社会や司法が寛容になっていくとしたら、それは最もおぞましい「すべり坂」だろう。

三　「無益な治療」論

何が起こっているかを本質のところで把握するためには、「死ぬ権利」をめぐる議論の他に、医療サイドが一方的に治療の差し控えや中止を決める「無益な治療」論にも目を向ける必要がある。これら二つの議論は決定権のありかという点では対極的な議論でありながら、ともに「死ぬ・死なせる」という方向に議論を拘束して、命の線引きを加速させる力動の両輪として機能してきた。「医学的無益性」という概念をめぐる議論は、もともとはすでに死のプロセスが始まった患者への過剰治療の反省から始まったものだが、今では一方的に治療を差し控えたり中止する権限を医療サイドに認める論拠と化している。

（1）「無益な治療」論の「すべり坂」

最もラディカルな法律は米国テキサス州の「テキサス事前指示法（TADA : Texas Advance Directives Act）」。父ブッシュ元大統領がテキサス州知事だった一九九九年に制定され「無益な治療法」と通称される。同法では、病院の倫理委員会が終末期の患者のケースで「無益」と判断した場合は、病院側が患者サイドに公式に通告し、一定の手続きと転院先を探すための一〇日間の猶予を経て、生命維持を含めた治療を中止することができる。

類似の法律やプロトコル（手順）が英米カナダを中心にできており、治療中止に抗う家族との係争事件や訴訟が多数発生している。強権的な治療中止の対象者像は二〇〇〇年代当初には終末期の患者だったが、その後は植物状態、さらに最小意識状態へと拡大してきた。重い障害のある乳児をめぐる「無益な治療」訴訟でも、近年、裁判所の命令によって両親の目の前で乳児から人工呼吸器が取り外されていく事例が目に付く。

「無益な治療」論でも「すべり坂」は重層的に起こっている。

（2）「無益な治療」論と臓器移植

上述したように、ベルギー、オランダ、カナダでは、安楽死はすでに臓器移植医療と直結しているが、「無益な治療」論もまた臓器移植とつながっている。近年シートベルトの普及や車両の安全対策などにより交通事故による脳死者が減少したため、新たに高齢者と「無益な治療」論の対象となる患者が潜在的ドナーとして注目されてきた。

たとえば、二〇二一年三月に安楽死合法化を決めたスペインは、臓器提供件数の多さで世界のトップランナーだ。一九七九年のオプトアウト（みなし同意：提供しないとの意思が表示されていない限り、臓器提供に同意したものとみなす）制度の導入以来、人口一〇〇万人当たりのドナー数は一九八〇年の一四・三人から、二〇一九年には四九人へと急増している。「スペイン・モデル」は、臓器提供のコーディネートを一元的に担うthe Organizacion Nacional de Transplantes（ＯＮＴ）を中核とし、幅広い職種に積極的な研修を展開しては、病院ごとに臓器提供コーディネート・チームを配置してきた。チームは標準対応として、ＩＣＵで積極治療がもはや無益と考えられる重篤な脳損傷患者などを潜在的ドナーと特定し、早期から親族に提供機会について説明、緩和ケアへの移行の際に提供意思を探る。

若い脳死者が減少するなか、ＯＮＴが「潜在的ドナーのプール」拡大のために新たに食指を動かしているのは、高齢者ドナーと循環死（心臓と肺の機能不全状態を死とみなす）ドナー。すでに二〇一七年の臓器ドナーの一割が八〇歳以上で、九〇代のドナーもいるという。

「無益な治療」論と関係してくるのは循環死ドナーのほうだ。同じ循環死提供でも、心臓発作など救急搬送されるケースでは急場の対応となってチームの負担が大きく、臓器も傷みやすいが、重篤な状態にある患者から親族の同意のもとに「無益」として生命維持装置を取り外すケースでは準備期間が持てるため、移植医療チームの負担が小さく、クオリティの高い臓器を得ることができる。親族の同意があれば、患者への医療を臓器保存のための措置にシフトすることも可能だ。二〇一一年に五人だった循環死ドナーは、六年後の二〇一七年には四七三人と急増している。終末期とは言えない重度障害者が「無益な治療」論によって緩和ケアへ、さらに循環死後臓器提供へと誘導されていく道筋がつくられようとしている。

安楽死後臓器提供が広がるにつれ、生きているうちに麻酔をかけて臓器を摘出する方法で安楽死させる臓器提供安楽死についても、二〇一二年から生命倫理学者らによる提言が続く。いまだ実現はしていないが、近年は関連医学会で議論になっているとのこと。誰がいつどこで死ぬかが予め把握できる安楽死も、「無益な治療」論による重度障害者からの生命維持の中止も、不足しがちな移植臓器をクオリティの高い状態で獲得できる稀有な状況に他ならない。安楽死と「無益な治療」論と移植医療はこれからも親和を深め、その「すべり坂」はさらに傾斜を大きくしていくことだろう。

四　日本で「死ぬ権利」が論じられることの危険

この原稿をそろそろ書きはじめようとしていた二〇二〇年七月、医師二人が、ネットで知り合い治療関係にはないALSの女性を、本人の「死にたい」という希望を受けて殺害するという、衝撃的な事件が報じられた。浅慮な人が、前述のような時代の空気に潜む「社会の意思」を投影され、愚かにも代行させられたという意味で、二〇一六年の相模原障害者殺傷事件と相似形のできごとである。事件後に、早速に政治家などが尊厳死法制化の議論を進める契機にしようと声を上げたことは、まさに二つの事件の犯人・容疑者に投影された「社会の意思」をむき出しにして見せた。

インターネットには、衝撃的な事件に心を揺さぶられるまま、素朴な善意から「本人が死にたいと言っているなら死なせてあげよう」と書き込む人たちがあふれ、政治的な思惑を孕んだ発言と混然となって、「安楽死」容認に向けて勢いのある空気感が形成されていくように見えた。しかし、「海外で認められているのだから日本でも」という短絡的な主張には危ういものがある。上記のように海外の「先進国」の実態は、日本の多くの人が漠然と抱く「安楽死」のイメージをはるかに超えているからだ。

また、事件後に「「生きる権利」があるなら「死ぬ権利」も」との主張も耳にするが、積極的安楽死を「死ぬ権利」と呼ぶなら、それは「医療によって殺してもらう権利」なのか。そんな「権利」があるのだろうか。仮にそんな「権利」があるとしても、その実現を保障すべく「殺してあげる」責が、果たして社会にあるのか。まして、そのために、国家が医療に「殺すこと」を託してよいのだろうか。歴史において国家権力と医療が結託して犯してきた人権侵害は、ナチスのT4作戦をはじめ枚挙にいとまがない。

一方、積極的安楽死を合法化した国の多くでは、事実上「殺す」ことが医師に義務づけられている。「良心の権利」として自分で手を下すまでの強要はされないが、患者から求めがあった場合には、安楽死を引き受ける用意のある医療職に紹介する義務を負う。他方、制度化された安楽死においては、医師に強大な権限が与えられていることにも注意が必要だろう。当該患者の状態が法的要件を満たすか、十分な自己決定能力があるか、他からの影響を離れた自由な意思決定であるか等のアセスメントと安楽死の最終的承認、その後のプロセスや実際の実施、事後の報告とその審査に至るまで、判断は医師の専門性に委ねられている。こうした制度設計を、あるニュージーランドの家庭医が「医師を証人であり、判事であり、陪審員であり、刑の執行者の立場に置いている」と死刑制度になぞらえたことは興味深い[*2]。

「死ぬ権利」という概念には、安直に「生きる権利」と同列に論じることができない厄介な問題が潜んでいる。コロナ禍により、それまであった格差が直接的に人々の命を脅かし、トリアージによる「命の選別」が議論されている今、そこから目を背けてはならないだろう。

積極的安楽死を個人の「権利」と認めて法律によって制度化し、なお高齢者や障害者や病者や貧困層など社会的弱者の命が不当に切り捨てられたり脅かされたりすることのない社会は、果たして可能なのだろうか。安楽死法制化の「先進国」に、そのチャレンジに成功している例があるとは思えない。むしろ実態を知れば知るほど、人口調整、社会保障縮減、人体の資源化と先端科学領域での有効利用など、政治経済からの要請に押されて、命の線引きと切り捨てへと堕していく懸念ばかりが意識される。まして、権威主義的で組織や集団からの同調圧力が強い日本の文化風土の中では、その試みはより危険なものとなるだろう。懸念される主たる要因として、医療現場での医師と患者の関係性、家族間の緊密な関係性、家族依存の福祉制度の三点を挙げておきたい。

（1）日本における医師と患者の関係性

日本の医療現場では今なお医師の権威が圧倒的に強く、患者が医療を受ける主体として十分に尊重されているとは言い難い。それは、欧米の「患者の権利」概念がいくつかのキーワードに載せて日本に輸入されるや、たちまち肝心の権利概念が換骨奪胎されていく様に象徴されている。例えば、患者が与える同意を意味する「インフォームド・コンセント」は、医師が必要と認める範囲で医師の決定を患者サイドに知らせ、追認させて文書化する手続きのことと化し、「患者の自己決定権」は医療サイドを主語とする「患者の意思の尊重」というフレーズに置き替えられて、行為の主客が転倒する。

「無益な治療」をめぐる欧米の議論や係争事件にみられるように、医師の決定権と患者の自己決定権とは本来的に対立を含んだ緊張関係にあるが、日本では前者があまりに優位にあるため、その緊張関係が意識されることすら少ない。日本集中治療医学会倫理委員会による二〇一六年の会員看護師への調査では、蘇生不要指示（ＤＮＡＲ）について「主治医だけで判断する」と「主治医と他の複数の意思だけで判断する」を合わせると、回答の七〇％を占める。本来の蘇生不要指示の適応ではない患者を対象とした「誤用」も指摘され、同委員会は適応が指針なく広げられていく「〝滑りやすい坂道〟状態」が懸念されるとして勧告を出した。

近年、「尊厳死」が良い死に方として称揚され、ことさらに終末期の医療においてのみ「患者の意思の尊重」が声高に説かれてきた。専門職が主導して終末期の医療について意思決定を迫るＡＣＰが「人生会議」と称され広められている。しかし、日常的な医療においてすら医療サイドにも患者サイドにも「患者の自己決定権」概念が未成熟な日本では、「尊厳死」も終末期医療における「患者の意思の尊重」も、「患者の自己決定権」概念とは別物の、日本版「無益な治療」論に堕していくことが避けがたいだろう。むしろ、医療サイドの考え方によって患者が治療の差し控えや中止へと強引に追いやられたり誘導されたりする事例が増えているのではないか。最初から結論ありきの「人生会議*3」や医師から「延命はしない」と一方的に言い渡される場面*4などが、すでに多くの患者や家族の体験となっていることが想像される。公立福生病院の透析中止事件が示唆しているのは、日本版「無益な治療」論においてすでに「すべり坂」が起こっている現実に他ならない。

(2) 日本の家族関係

日本の家族関係は欧米よりもはるかに緊密であり、家族を優先して個としての自分の生き方を貫きにくい面がある。欧米で安楽死や自殺幇助を希望する理由では、耐え難い苦痛のほか、障害を負った自分の状態や不自由な生活を受け入れ難いことなど、「自分」をめぐる理由が中心だが、日本でほとんどの高齢者が最大の懸念として声をそろえるのは「家族に迷惑をかけたくない」。日本では、おそらく今でも要介護状態になったり終末期を意識したりすると、本人、家族、専門職までが「家族のために」を暗黙に織り込んだうえでの「本人の意思」によって、さまざまな選択がされていることだろう。良好な関係の家族ばかりではない。介護負担や財産をめぐる思惑が絡めば、家族それぞれの関係はさらに複雑化する。家族とは、長く厄介な歴史といきさつのなかで隠微な力関係が錯綜する密室でもある。「本人の意思」の裏には、そんな家族との関係がペタリと貼りつき有形無形の圧となっている可能性を侮ることはできない。

一方、関係が良好な家族の心理は、欧米よりさらに複雑なものになるだろう。通常の看取りであっても、家族介護者は十分なことができなかったと自責を抱えるものだ。まして安楽死や医師幇助自殺となれば、欧米でも自問と自責を背負う家族が少なくない。その一人、スイスでの夫の自殺に付き添った英国人のデボラ・ビナーは、医師幇助自殺は喪の悲しみを複雑にし「独特の傷痕」を残す、と書いている。「死ぬ権利」の議論は頭では理解できるが、「心はなおもNOと言う。魂の次元でしっくりこないものがある」[*5]という彼女の言葉は、論理だけでものごとを割り切ることに不慣れな日本の私たちにこそ、極めて重い。

（3）日本の障害者福祉の家族依存

日本特有の緊密な家族関係を、さらにのっぴきならないところへ追い詰めているのが、家族介護を前提にした日本の福祉のありようだ。障がい者制度改革推進会議（二〇一〇年六月七日）に提出された資料「障害者制度改革の推進のための基本的な方向（第一次意見）」の「第4　日本の障害者施策の経緯」[*6]の中に以下のくだりがある。

「日本の障害者に対する介護は家族中心であり、福祉・教育・医療を含む生活全般を家族に依存している。この深刻な家族依存は、家族に重い負担を課し、障害者に対する重大な人権侵害となり、あるいは社会的入院・入所の要因となっている。精神保健福祉法が改定（一九九九年）されるまでは、精神障害者の保護者は、日々の生活の介護だけではなく、治療を受けさせ、他人に害を与えないよう監督する義務を負わされていた。一九九八年、仙台地方裁判所は親がこの監督責任を果たさなかったことを理由に一億円もの損害賠償を命じ、ようやくその理不尽さが広く理解され、自傷他害防止の監督義務だけは法文から削除された。しかし、依然として家族の責任は軽減されていない」

さらに一九九〇年代後半からの福祉制度改革によって社会支援の市場化が進められ、介護は家族の自己責任へと押し戻され続けている。ALS女性嘱託殺人事件の報道二ヶ月前には、岡山市でALSの男性が妻による介護が厳しくなったためサービス増加を求めたところ、市が高校生の娘に手伝ってもらうよう勧めた、という事例もあった。[*7] コロナ禍においても、医療機関・介護施設への支援は講じられる一方で介護家族への支援は少なく、この間、介護殺人事件が増えている。[*8] 尊厳死・安楽死の問題は、家族介護の問題を抜きにして考えることはできない。

日本では、命の線引きも切り捨ても表立った議論にならず、むしろ社会の空気と社会保障制度の改変を通じて、わかりにくい形でじわじわと進められていく。「ノーマライゼーション」「共生社会」などの美名のもとに、支援なき地域の家族の中へと高齢者と障害者の棄民は粛々と進められている。「死ぬ／死なせる」へと人を導いて「家族に殺させる社会」は、すでに現実となりつつあるのだ。

「死ぬ権利」や「安楽死」をめぐる議論の外側にも広く深く目を向けて、問題が重層的に絡まりあう複雑さの中で考えなければ、素朴な善意からの「死なせてあげよう」という短絡的な発言は、そんな恐ろしい社会への後押しともなりかねない。

＊1　“Amid protests, Portugal lawmakers vote to allow euthanasia”(AP NEWS, February 21, 2020).
https://apnews.com/2d72c007d7272d53df752824f8fae362
https://www.theportugalnews.com/news/2021-02-22/euthanasia-law-goes-forconstitutional-review/58446
なお紙面の都合により、これ以降の元情報リンク等は割愛する。二〇一九年七月までの元情報は、参考文献に挙げた二冊の他、以下の二つの児玉のブログを参照されたい。
はてなブログ「Ashly 事件から生命倫理を考える」(二〇一三年一〇月まで)。
https://blog.hatena.ne.jp/spitzibara/spitzibara.hatenablog.com/
はてなブログ「海やアシュリーのいる風景」(二〇一三年一一月から二〇一九年七月まで)。
https://spitzibara2.hateblo.jp/
二〇一九年八月以降の元情報については、児玉執筆の以下のＷｅｂ記事を参照されたい：「世界の安楽死と医師幇助自殺の潮流」シリーズ一〜六　Ｗｅｂマガジン『地域医療ジャーナル』各二〇一八年六月号、同一二月号、二〇一九年六月号、同一〇月号、二〇二〇年三月号、同九月号／「新型コロナ感染拡大下でのトリアージをめぐる米国の議論を覗いてみた」『地域医療ジャーナル』二〇二〇年五月号／「コロナ禍で疲弊するケアラーの姿が焙り出す、家族依存の障害者福祉の矛盾」『地域医療ジャーナル』二〇二〇年六月号／「コロナ禍での欧州トリアージ・スキャンダル：介護施設には救急車が来てくれない！　高齢者には緩和ケアで安楽死？」『地域医療ジャーナル』二〇二〇年八月号。

これ以降の注は、上記のいずれにも元情報が存在しないもののみをあげる。

＊2　"Euthanasia referendum: The End of Life Choice Act trusts doctors too much" (stuff, Oct 06, 2020).
https://www.stuff.co.nz/national/health/euthanasia-debate/300125398/euthanasia-referendum-the-end-of-life-choice-act-trusts-doctors-too-much

＊3　佐々木常雄「「意思を尊重する」といいながら既定路線は決まっている」『日刊ゲンダイDIGITAL』二〇二〇年一月二二日。
https://news.infoseek.co.jp/article/gendainet_602991/（リンク切れ）

＊4　「入院中の父はなぜ、「病院で餓死」しなければならなかったのか」『現代ビジネス』二〇二〇年八月四日。
https://news.yahoo.co.jp/articles/8a8192cc04edeaf000b6ff65d1c7b63912efc707?page=1

＊5　Binner, D.(2018) *YET HERE I AM One woman's Story of Life After Death*, Splendid Publication.

＊6　文部科学省中央教育審議会初等中等教育分科会（二〇一〇）「資料３－３　障害者制度改革の推進のための基本的な方向（第一次意見）　第４　日本の障害者施策の経緯」。
https://www.mext.go.jp/b_menu/shingi/chukyo/chukyo3/siryo/attach/1295934.htm

＊7　「岡山市、父の介護を高２娘に要請　過度な負担と抗議、修正」共同通信、二〇二〇年六月九日。
https://news.yahoo.co.jp/articles/ec0764bd61c95b70ab828c0c7401a1842151b181

＊8　「15件中9件が女性…コロナ禍で妻による〝介護殺人〟が増加」『女性自身』二〇二〇年七月三〇日。
https://news.yahoo.co.jp/articles/9697aefbb29c8b4c19886c3bbf4860baed3651c7?page=1

参考文献

児玉真美（二〇一三）『死の自己決定権のゆくえ――尊厳死・「無益な治療」論・臓器移植』大月書店。

――（二〇一九）『殺す親　殺させられる親――重い障害のある人の親の立場で考える尊厳死・意思決定・地域移行』生活書院。

――（二〇二〇）『私たちはふつうに老いることができない――高齢化する障害者家族』大月書店。

第四章　多としてのトリアージ

美馬達哉

はじめに――新型コロナウイルス感染症とトリアージ

新型コロナウイルス感染症（COVID-19）が世界的に拡大した二〇二〇年以降、医療資源の逼迫がしばしば論じられる。とくに深刻なのは、重症肺炎となった人々に対して人工呼吸器やECMO（体外式膜型人工肺）を使った全身管理の可能なICU（集中治療室）病床が不足しているために、治療すれば助かるはずの生命が失われていることだ。それ以外にも、マスクやガウンなど個人用防護具、PCR検査、入院設備、人員など、さまざまな医療資源の不足が次々と問題視されている。

二〇二一年五月時点では、日本国内の一部地域で、中等症以上の肺炎であっても入院先が見つからない、救急搬送を要請しても待ち時間が二四時間以上に及ぶなどの例が報道されている。また、世界的に見ても、インドでは感染の急拡大のために、治療を受けられない人々が次々と亡くなり、人工呼吸器はもちろん医療用酸素の不足も生じている。こうしたなか、しばしば必要性が語られるのが、患者群に治療の優先順位を付ける「トリアージ（triage）」である。[*1] 二〇二〇年三月には、日本の生命倫理学者の一部が、COVID-19流行下でのトリアージについて、「人工呼吸器が払底した状況下においては、人工呼吸器の再配分は許容されうる」との提言を公表した。[*2]

ここでの「再配分」という語は、生命倫理学からみて重い意味を持っている。それを示すため、架空の例だが、こんな状態を想定してみる。[*3] コロナ禍のなか、あなたが重症肺炎となり、COVID-19指定病院に緊急で運ばれたとしよう。重症の呼吸苦と低酸素の治療のため、ICUに移送され、運良く最後に一つ残っていた人工呼吸器を装着される。そのとき、ICUスタッフに、あなたと同程度の重症肺炎患者が救急搬送されたとの緊急連絡が入る。

もし単純な「早い者勝ち（先着順）」ルールなら、後から来た重症者は救急室での治療だけを受けることになる（その結果、不十分な治療のため死亡するかもしれない）。あるいは、可能であれば他院ICUへの転送となるだろう。

だが、再配分を含む「トリアージ」ルールはそれほど単純ではない。あなたを含めたICU入室者と次にやって来た患者との比較がなされる。そして、あなたの代わりに次の患者をICUに入室させる判断が下る可能性もあるだろう。それには二つの場合があり得る。一つは、あなたがある程度回復していた場合で、あなたやあなたの代理人が「リスクはありますが、あなたは重症を脱し、病状が落ち着いたので人工呼吸器を外して一般病棟へ移りましょう」という説明を受けて人工呼吸器を取り外されるシナリオだ。もう一つは重症のまま回復していない場合で、あなたより人工呼吸器によって救命できる可能性の高い新しい患者がICUに運び込まれ、あなたは人工呼吸器を取り外されて高い確率で死ぬに任される。

ここから先、少しブラックな想像を続けてみる。ＩＣＵ退室前の説明は「当院では、規定に基づいて医療資源再配分のトリアージを行う旨がホームページで情報公開され、病室の壁にも掲示されています。苦情や人権侵害の申し立ての電話番号は……」となるだろう。それが患者の「知る権利」の尊重だ。その後、優先順位の高い患者に人工呼吸器はリサイクルされる。あなたが暴れたりせず「尊厳」ある死を迎えられるように、ＩＣＵでの治療は中止されても、緩和ケアとして鎮痛剤や鎮静剤は十分に処方される。それがいまの「人間的ケア」だ。

これは合理的な医療資源配分（再配分）かもしれないが、（かなり悪意を込めて描き出したとおり）私はそうした手法に違和感を持っている（美馬、二〇〇六／二〇二一）。その嫌な感じは、トリアージの語源とも密接に関連している。トリアージは、もともとフランス語の「trier（選別する、ソートする）」に由来し、コーヒー豆や羊毛の品質を比べて選別することを指していた。つまり、言葉自体が、人間の生命をモノとして扱う隠喩なのである（Childress 1983, 549）。

次節では、より一般的に、トリアージとは何かについてくわしく見ていこう。

一　トリアージとは

トリアージとは、希少な医療資源の配分（rationing）という問題への一つの解である。その根本にあるのは、「助けられる人全員を助ける」ことができない条件の下での医療資源の配分を、「最大多数を助ける」という原理で解決する立場だ（広瀬　二〇二一、一二一－一五頁／Bogner and Hirose 2014＝二〇一七、二二五－二二六頁）。ある行為のもたらす結果に着目し、（この場合は）生存者数を指標として幸福の総量を最大化するという意味では、功利主義（「最大多数の最大幸福」）と近しい考え方に立脚している。そのために、トリアージでは、助けられる人を何らかの基準でグループ分けして優先順位を付け対応する。

したがって、辞書的なトリアージの意味は、「治療の優先順位を決定するために患者を医学的にスクリーニングすること」となる（Hinds 1976, Winslow 1982）。なお、功利主義に基づく選別以外の医療資源配分の方法としては、先着順、よく似た病状の患者でのくじ引き、不公平がないように全員を無治療、などがあり得る。

ここでの希少な医療資源は救命のための高度医療なので、トリアージで優先されなかった人々は、治療を受けることができない場合には生命の危険にさらされ得る。[*4] このことを倫理学的な形式で表現すると、その治療法が希少であることを理由に、有効な治療法を患者に提供しないことを倫理的に正当化できるのはどんな場合か、という問題になる。その点で、トリアージに関する議論は、ある特定のグループに属する人を意図的に生かさないでおくことを倫理的に正当化する論理を必ず裏付けとしてもっている。

なお、トリアージは、一種類の医療資源（COVID-19でいえば人工呼吸器、病床など）を多数の患者にどのような優先順位で配分するかの倫理的問題を指して使われる。その点で、複数の医療資源のなかでの優先順位の問題（たとえば、医療費予算をワクチンと人工呼吸器にどう配分するべきか）、あるいは国家予算のなかで観光業支援と医療費の配分をどうするべきか、などのマクロ資源配分（〔macro〕allocation）の問題とは区別される。ただし、そもそもある医療資源が希少になる事態が生じたのは、事前のマクロ資源配分での失敗や見込み違いの結果とも見ることができるので、トリアージとマクロ資源配分を完全に切り離すことはできない。

日常的な一対一での医者・患者関係ではない前提に立つのがトリアージであることも重要な点だ。その一つの特徴は、一対多というところにある。つまり、多数の患者が同時に特定の医療資源を必要として、医療提供側が対応できなくなる場合に相当する。もう一つの特徴は、時間的に緊急の対応を必要とする状況であるところだ。そのため、個々人としての患者を詳細に診察したうえでの判断、説明を理解して納得したうえでの同意（インフォームド・コンセント）などの、患者本人の意思を尊重する手続きの優先度は低い。

ただし、医療資源配分そのものが常に、日常の診療と無縁の冷酷な患者の選別というわけではない。たとえば、予約制の外来診療で、あきらかに重症そうな急患が来院した場合に、予約の順番を変えて優先して診察するのも、トリアージと同様の考え方での医療資源配分に基づく患者の選別であることに変わりはない。

二　トリアージの具体例――災害トリアージの場合

通常、トリアージでは、簡易な手法でのスクリーニングによって多数の患者をいくつかのグループ（三ないし四）に分類して、グループごとに応急処置や救急搬送の順位付けをすることが行われる。日本でもよく知られているのは、大規模災害の場合に災害派遣医療チーム（ＤＭＡＴ）が行うトリアージなので、その具体的な手順を紹介しよう。

災害現場やその近くに設置された応急救護所で、責任者（トリアージオフィサー）の指示に従って、まず傷病者のスクリーニングが行われる。その基本は、ＳＴＡＲＴ法で、歩行できるかどうか、呼吸しているかどうか、呼吸の異常（速過ぎる、遅過ぎる）がないかどうか、異常な頻脈がないかどうか、口頭での指示に答えるかどうかを、順番にチェックしていく。さらに多数の負傷者を素早く判断する場合は、ＳＡＬＴ法で、多くの患者を見た目で判断し、動かない状態、合目的な動きをする状態、歩ける状態に大きく三分類したうえで、個人をさらに評価していくというやり方をとる。その結果、医学的な重症度と次の処置（搬送や応急処置）を行う優先度が一目で分かるように色分けされたトリアージ・タグというカードが負傷者の右手首につけられる。

最優先の第一順位は赤色タグで、生命を救うために直ちに処置を必要とする状態である。第二順位は黄色タグで、入院治療は必要だが比較的に全身状態が落ち着いていて、簡単な指示でのやりとりが本人とできる状態であり、待機可能ということになる。そうした人々は、赤色タグの人々の搬出後まで待機して、第二陣として搬出される。第三順位は緑色タグで、自分で歩行可能なため、入院の必要はなく外来処置による治療で十分な状態である。心肺停止や気道確保しても無呼吸の場合は黒色タグで、救命の可能性は非常に低いと判断され、赤色タグや黄色タグの人々の後に搬出される。現場の救護所で医師が死亡診断した場合には遺体として扱われる。

一見して分かるとおり、災害時のトリアージと最初に紹介したCOVID-19でのトリアージとは、医療資源配分という点では同じでも、その内実は大きく異なっている。本稿の目的は、これらのトリアージのもつ差異と多様性を切開し、その歴史の変遷（軍事トリアージ、災害トリアージ、救急トリアージ、ＩＣＵトリアージ）を多層性としてたどり、そこに通底する論理を解明することである。

本節では、トリアージを、ミクロな臨床現場での医療資源配分として概説した。次節では、軍事トリアージを例に「功利主義」的トリアージの論点を整理する。

三　「功利主義」的トリアージの原像——軍事トリアージ

トリアージは救命数最大化を目的としているとされる。だが、最大化すべきは救命数とは限らない。それがもっとも先鋭的に現れるのが、戦場での軍事トリアージである。軍事作戦の遂行を重視すれば、救命数ではなく、戦力を最大化するトリアージが求められることになる。その背景にあるのは、軍事的な敗北では兵士の誰もが負傷や死の危険に曝されるため、第一の目的は軍事的な勝利であるべきとの考え方だ。その場合、戦力としての社会的有用性（social utility）を基準として、戦線復帰できる人々の最大多数に医療を提供することになる。さらに、この論理は、人間の生命を軍事作戦遂行の手段として扱うけれども、軍事的勝利によって、(自国民に限られるが) 救命数最大化が間接的に達成されるとして正当化されている。

この意味での「功利主義」的な軍事トリアージを印象的な事例で紹介し、その後の生命倫理学でのトリアージ観を方向付けたのは、ハーバード大学の麻酔科教授で、生命倫理学でも著名なヘンリー・ビーチャーだった (Beecher 1970, 209)。彼が医療資源配分の例として取り上げたのは、第二次世界大戦における米軍の北アフリカ戦線でのペニシリン配分である。抗生物質ペニシリンは、当時は細菌感染症に対する新しい特効薬で希少だった。そのため、戦時下では、ペニシリンという医療資源は、民生用ではなく軍用にのみ優先的に配分されていた。さらに、軍のなかでも優先順位があり、戦場で負傷した重症の兵士ではなく、売買春によって性行為感染症となった兵士の治療に優先的に用いられた。[*5] 手術や療養の必要な重症者とは異なり、淋病であれば、短期間の治療後には軍務に復帰して戦力となることが期待できるわけだ (実際には、重症者に淋病という病名を付けてペニシリンを投与することもあったらしい [Winslow 1982, 8])。こうした事例を通じて、生命倫理学では (軍事) トリアージを、人間の生命を (軍事的) 社会的有用性に基づいて評価する「功利主義」的な実践とする見解が一般化していく。

ウィンスロウによれば、「最大多数の最大幸福」と軍事トリアージを直接に関連させる議論は、第一次世界大戦で初めて出現するという (Winslow 1982, 4)。それまでは、トリアージの優先順位に関しては、受傷部位の違い（頭部か四肢か）、医学的な重症度、移送に耐えられるかどうか、などの医学的状態が選別基準にされるだけで、戦力となり得るかどうかは直接的な論点になっていなかった。しかし、第一次世界大戦中には、軍事トリアージの目的を「最大多数の最大幸福」として、功利主義を明示する軍事マニュアルが出現する。だが、戦争の場合に最大化されるべきは何かという点は、あいまいなままに留まっていた。

戦力の最大化を目指すならば、ビーチャーの事例のように、重症者よりも軽症者が優先となる。だが、戦力にならない者を見捨てるトリアージは、平和時の医療から逸脱しているばかりでなく、兵士に知られれば士気の低下を招きかねない。さらに、戦力としての有用性に基づいた選別では必然的に、民間人や敵軍兵士の医療上の優先度は自軍兵士より下になる。ところが、こうした負傷者の差別的取り扱いは、国際人道法（無差別救護を謳うジュネーブ条約（赤十字条約））に反する（尾立、二〇一三／Gross 2006, 137-138）。すなわち、戦力優先での「功利主義」的トリアージは、戦時下でも倫理的に問題含みとなる。

こうした点から、ウィンスロウ（Winslow 1982）やベイカーとストロスバーグ（Baker and Strosberg 1992）は、軍事トリアージには平等主義と「功利主義」の緊張関係があると指摘している。なお、この場合の平等主義的なトリアージとは、優先順位を付けないという意味ではなく、戦力になり得るかどうかの社会的有用性とは関係なしに、負傷者の全員を平等な生命として扱うこと、つまり医学的必要性（重症度）の元に行われるトリアージを指す。次節では、時代は前後するが、これらの論者が平等主義的な軍事トリアージの例としてあげるナポレオン時代のトリアージを見ておくことにしよう。

四　平等主義的トリアージの提唱者――ドミニク・ジャン・ラレィ

戦場での負傷兵に優先順位を付けて野戦病院に搬送するトリアージを最初に発明したのは、ナポレオン軍の軍医ドミニク・ジャン・ラレィ（一七六六－一八四二）だったとされる（Crumplin 2002; Richardson 1974／中尾ら　二〇一六）。一八世紀までの戦争で負傷した場合、騎馬の士官は容易に戦線離脱できたが、大多数の歩兵は戦場に放置された。この状況を前にして、ラレィは治療の優先順位について、次のように部下に指令したという。

> 身分階級にまったくかかわらず、もっとも重症の者が最初に治療を受ける。負傷の程度が軽い者は、重症者が手術を受けて処置される後まで待機せねばならない。軽症者は――とくに、そもそもごく軽度の負傷であることが多く、馬という移動手段を持っている士官については――後方の病院まで自分で行っても良い。（Hinds, 1976, 32; Winslow 1982, 2）[*6]

トリアージの歴史においては、この戦傷治療における重症者優先のグループ分けがトリアージの始まりとして語られている。ただし、彼自身はトリアージという言葉を使っていない。医学分野でトリアージという語の使用を文献的に確認できるのは、一八〇一年のフランスの軍陣医学マニュアルとされる（中尾ら　二〇一六、一四〇頁）。

ラレィは、一七六六年、フランス南西部の山村で靴職人の子どもとして生まれた。一七八〇年からトゥールーズで病院の外科部長をしていた叔父の元で医学教育を受け、一七八七年にはパリのオテル・デュー病院（施療院、フランス最古の病院である）で外科医として働いた後、海軍軍医となった。海上勤務からパリに戻った彼は、フランス革命の始まりとなった一七八九年七月一四日のバスティーユ襲撃で、医学生の先頭に立っていたという（Richardson 1974, 13）。その後、彼は一七九二年からのフランス革命戦争では、ライン方面で陸軍軍医として従軍した。当時は、少数の常備軍と傭兵による戦争から、国民軍による大規模な戦争への移行期で、さらに兵器の殺傷能力も高まっていたため、従来とは比べものにならない多数の負傷兵が戦場に発生していた。このとき、ラレィは、負傷兵を素早く戦場から後方に移送できる二人または四人用の救急馬車「フライング・アンビュランス（ambulance volante）」を考案している（一七九三年にフランス軍で採用）。このことから、ラレィは救急車の発明者としても知られている。ラレィは、一七九四年にトゥーロンでナポレオンと出会い、一八〇五年からワーテルローの戦い（一八一五）でのナポレオン敗北まで、近衛隊と衛生部の軍医総監を務めた。軍の改組後も軍医総監を務めた後、一八三六年に退役して、一八四一年に死去した。

ベイカーとストロスバーグは、ラレィの提案したトリアージの本質を「体系的な方法に基づく救助（methodical succor）」と解釈している。つまり、ラレィの提案は、「たまたま外科医が最初に発見した傷病者が治療を受ける」のではなく、「外科医は医学的必要性に応じた優先順位で体系的に「選別（sort）」する」ことだという主張だ（Baker and Strosberg 1992, 112）。

だが、私としては、彼らの解釈は、選別としてのトリアージを過大評価して、救急用馬車の発明を軽視していると考える。ラレィによる重症者優先の提案と救急用馬車の発明とは一体のものと見るべきだからだ。しかも、彼は、たんなる救急用馬車の発明者ではない。彼が生み出したのは、救急用馬車を四八台擁し、軍医が指揮する三四〇名のアンビュランス衛生部隊というシステムだった。つまり、彼の主たる目的は、希少な医療資源の分配（トリアージ）ではなく、そもそも医療資源が希少にならないように、戦場で体系的に衛生部隊を組織して機動的に動かす工夫だったのだ。それは、医療資源を戦場にも配分するというマクロ分配問題への関心とも見ることができる。その意味で、ラレィの（平等主義的）トリアージとは、（自軍の兵士だけとはいえ）選別としてのトリアージが不要な状態を目指す努力だったのではないか。

ただし、ラレィに帰される平等主義的トリアージの理念は、当時の軍事トリアージの実態というよりは、自由・平等・博愛を謳うフランス革命神話の一つかもしれない。実際には、ラレィも従軍していた時期に、戦場の重症者が見捨てられていた場合があることも知られている（Richardson 1974, 59-69）。それは、エジプト遠征（一七九八－一八〇一）だ。ナポレオンは、緒戦では勝利を収めたが、アッコ包囲戦（一七九九）では敗北し、少数でエジプトを脱出した。この敗走のなかでは重症者は見捨てられた。そのとき、ナポレオンの命令によるアヘンでの毒殺（安楽死）との噂もイギリスでは出ていたという（同時にペストも流行していた）（Crumplin 2002, 569）。このように、撤退という軍事作戦を優先して、軽症者の戦列復帰と重症者の放置（ないし安楽死）を行ったことを戦力最大化のための「功利主義」的な軍事トリアージの一種と見なし、ラレィの（平等主義的）トリアージと区別して「ナポレオン的トリアージ」と呼ぶ論者もいる（尾立、二〇一三）。

本節では、トリアージの発案者とされるラレィに遡行し、彼自身は、トリアージよりも、トリアージの必要性のない救急医療体制の整備を志向していたと考えられることを示した。次節では、二〇世紀中盤からのトリアージが、軍事トリアージから災害時の救急医療場面に転用されて論じられるようになったことの意味について考えよう。

五　核戦争の予感と災害トリアージ

ベイカーとストロスバーグは、軍事トリアージそのものの歴史とトリアージの論じられ方の歴史を詳細に検討し、軽症者優先のトリアージは生命倫理学では活発に議論された（Engelhardt 1976; Jonsen and Garland 1976）ものの、組織的に実践されることは稀だっただろうと指摘していた。むしろ、実際の軍事トリアージは伝統的に、平等主義的なトリアージのほうが支配的で、ビーチャーの紹介したようなケースは例外的だったと見なすべきというのだ（Baker and Strosberg 1992）。ジュネーブ条約の存在や兵士と軍医の士気の問題などを考慮すれば、この見立てはおそらく正しい。

だが、トリアージをめぐる議論の推移を歴史的に理解するには、平等主義的モデルと「功利主義」的モデルの対比だけでは不十分である。ここで、私が強調したいのは、「功利主義」的モデルをめぐる生命倫理学の議論の中に二つの類型を見いだすことができる点だ。一つは、すでに論じた戦力最大化のためのペニシリンのトリアージであり、もう一つは、第二次世界大戦後に核戦争への備えという文脈で行われていた議論である。

ただし、この一九五〇年代に想像された核戦争は、現在の私たちが思い浮かべるハルマゲドン（「誰も助からない」）ではなく、軍だけではなく都市部も広く攻撃を受けた状態を指している。ちなみに、核戦争を想定したトリアージについては、ジェイムズ・F・チルドレスのトリアージ論（Childress 1983）では多くの紙幅を割いて議論されているが、ベイカーとストロスバーグの論では焦点化されていない。これは、冷戦終結（一九八九）の後という時代的な影響かもしれない。

一九五〇年代に、米軍軍医のハスケル・ジパーマンは、大規模災害に対する救急医療に軍事トリアージの手法を応用することを提言して、核戦争によって医療資源が極度に逼迫した場合には「少数を救うために多数に害を与えないように、優先順位のシステムを一部変更しなければならない」と論じている（Ziperman 1956, 1440）。そこで核戦争にも対応したトリアージとして紹介されているのが、①最小限の治療で十分な負傷者、②治療を緊急に必要とする負傷者、③外科治療を遅らせても生命に危険のない負傷者、④待機となる負傷者という優先順位での四分類である。なお、この一般的なトリアージの三区分に加えられた④の待機グループの患者とは、「救命の見込みがない（hopeless）」あるいは「治療に時間がかかり過ぎる（too time-consuming）」というカテゴリーである（Winslow 1982, 9）。

ここで語られているトリアージには三つの特徴がある。一つ目は軍事トリアージを災害医療にも応用すべきとの主張、二つ目は医学的必要性の低い者の優先という順位逆転、三つ目は待機者という新しいグループ（④）の追加である（ただし、二番目の点はペニシリンのトリアージとも共通）。それぞれについて順に検討していこう。

軍事トリアージと災害トリアージの一体化が主張されるようになった理由は、核戦争が軍だけではなく社会全体を巻き込んだ破局的災害（catastrophe）としての戦争を意味しているからだ。だが、現在から見れば奇妙なことに、このメタファーとしての核戦争は、完全なハルマゲドンではなく、事前のマニュアル作りで対応できる程度の破局的災害として想像されている。その結果、軍事トリアージの設計のなかに、兵士以外の多数の民間負傷者をどう救護するかの方針も含められるようになった（Winslow 1982, 9; Bell 1981, 151）。ここでの災害トリアージは、災害時の救急医療を効率化するための手段というよりも、核戦争に対する民間防衛の一部と見なされている。

通常の災害であれば、最初に紹介した現在の災害トリアージの手法のように、重症者を優先する平等主義的なトリアージで十分なはずだ。だが、核戦争による破局という切迫感の下にあって、第二次世界大戦後の災害トリアージの議論はそのようには進まない。そこで、優先順位の逆転がどのように議論されたかを次に見てみよう。

ノラ・K・ベルは、米国医師会が一九四七年に作成したマニュアルにおいて、核戦争での民間防衛を想定した災害トリアージでの優先順位が、①最小の治療で通常の活動が可能になる者、②より時間のかかる治療で回復可能な者、③回復の見込みのない者と回復に多くの医療資源を必要とする者という順序であることを批判的に紹介している。そして、ベルは、このトリアージでの優先順位の逆転の背後にある考え方を次のように説明する。

このトリアージ（と軍事トリアージ）での優先順位は、もっとも容易に回復可能な負傷者は他者の回復を支援したり、社会（あるいは戦線）に復帰したりできるという点で正当化される。したがって、こうした状況下では、それが入手可能な資源をもっとも効率的に使用することになる。もっともニーズの少ない人々に資源を投入することで、その人々が資源としてより多くの人々に投入され、すばやく「収益」が得られる。そのことが、共通善に役立つ。（Bell 1981, 152）

破局的災害では特別なトリアージが必要と見なす議論においては、人間社会を維持するうえでの有用性という基準が医学的必要性を上回るものとして位置付けられる。それでもなお、社会的有用性に基づく「功利主義」的なトリアージの間接的な効果として、救命数最大化が可能となるという論理が組み立てられている。救護された者がすぐ救助活動に加わるという非現実的な空想をしてまで救命数最大化という論点が手放されていないところには、この軍事・災害トリアージを正当化することの困難さが表れている。

最後に、第二次世界大戦後のトリアージの三つ目の特徴である待機者の出現について考えていこう。確かにベルが紹介したとおり、核戦争を想定した災害トリアージでも軍事トリアージと同様に、「回復の見込みのない者と回復に多くの医療資源を必要とする者」として、医学的には重症であるが治療の優先度は低い待機者グループが現れている。

このタイプの軍事・災害トリアージにおいて待機者グループが現れた背景にあったのは、救急医療の治療的有用性（medical utility）の向上だったと考えられる。ラレィの時代の野戦病院での救急医療では、傷病兵の傷ついた四肢を切断して止血することが主流だった（軍陣医学の目的として「死者数と切断四肢数を最小にする」という表現がしばしば見られる）。これを大きく変えた要因の一つは輸血技術の進歩だ。血液型の発見（一九〇〇）から輸血の医療応用は本格化し、血液の保存技術、とくに血液成分の一部を用いた凍結乾燥血漿の発明によって、第二次世界大戦後の朝鮮戦争（一九五〇－一九五三）では、野戦病院での輸血治療が米軍では一般的に行われるようになった。そして、そのことが、医療資源の希少性と医療資源配分の必要性を目に見える形にした。

先に紹介した軍医ジパーマンは、軽症者優先が正当化される状況として、野戦病院に一〇単位しか保存血液がなく、治療に血液を一〇単位必要とする重症者一名と二単位しか必要としない軽症者五名がいた場合の優先順位の問題を例としている（Ziperman 1956, 1439）。もちろん軽症者五名を優先すべきというのが彼の答えだ。「功利主義」に基づく判断が直感的に正しくみえる典型的な例が持ち出されているが、実際の医療現場で生じる問題がこれほど単純に数量化できるわけはない。

最新のＮＡＴＯ教書でも、待機グループ（Ｔ４、青色タグ）として、「現有の医療資源と人員では救命の見込みのないケース」と「治療が複雑で時間がかかり過ぎるため救命の見込みは少なく、より軽症の患者に使うのに適している医療資源を使い尽くす患者」の二類型が列挙されている。*7 ここで、とくに生命倫理学的に問題含みとなるのは後者である。人手や時間を要する少数の重症者よりも多数の軽症者を救命することを優先し、それを医療資源の有効利用として捉える軍事トリアージは明確に「功利主義」モデルに基づくものと言える。

このトリアージは、重症度（医学的必要性）だけではなく治療的有用性に力点を置いた優先順位となっている点で、ラレィのトリアージとは異なる。そして、ここでの治療的有用性は医学的必要性と同じように、生物医学的事実に関する医療専門家の技術的判断として扱われている。だが、実際にはそうはならない。治療的有用性を考慮に入れるのはパンドラの箱を開けるようなもので、何を「有用」とするかのさまざまな困難が飛び出してくるからだ。

たとえば、救命という同じ結果を得るのに、時間や労力を多く必要とする治療はより有用でないと見なしてよいのかどうか。費用をかければ時間や労力を節約できるとすれば、それをどう評価するのか。短時間の治療なら救命後に後遺障害が残るが、長時間の治療なら後遺障害を減らすことができる場合、どう判断するか。そもそも、救命後に障害者となることで治療有用性が低いと判断すること自体が障害者差別になるのではないのか。救命後の余命の長短を考慮する必要はないのか、またそれを考慮することは高齢者差別なのではないか。有用性のなかにQOLを入れるべきではないのか。疑問のリストは長く続き、生命倫理学の根本に関わる解決困難な問いが次々と現れる。

この場合のトリアージは、スクリーニング（従来のトリアージ）によって選別された医学的必要性のある重症者グループを対象に、さらに治療的有用性の観点から二つ（優先的治療の対象者と待機者）に細分化した選別を行う二階建てのトリアージということもできる。

本節では、第二次世界大戦後でのトリアージをめぐる議論が、核戦争を想定することで、軍事トリアージと災害トリアージを一体化させ、さらに社会的有用性を最大化する「功利主義」と結びつくことを論じた。また、それとは別に、同じ時期での救急医療の進歩によって、トリアージによる選別基準のなかに医学的必要性と並んで治療的有用性の評価が入り込んでいる。次節では、それらとは異なった社会的文脈から、一九六〇年代に救急トリアージが出現することを紹介する。

六　救急トリアージと医療費削減

例外状態（その極限としての核戦争）でだけ一時的に使用される手順であったはずの軍事・災害

トリアージが、救急医療の場面でも使われる用語となったのは、管見の限りでは、一九六〇年代半ばの米国においてである。

一九五〇年代でのトリアージという語の用法は、前節でも紹介したとおり、軍事と災害（核戦争）関連に限られている。救急医療と関連した用例としては、救急室（ER）に関する論文において、「破局的災害時には救急室をトリアージセンターとして用いることができる」という一節が見出されるのみであった（Shortliffe 1958, 20）。これは、一九五〇年代のトリアージは破局的災害（核戦争）の際だけの一時的なもので、平時の救急医療とは無縁だったことを示唆する。

最初に平時の救急医療とトリアージを結び付けたのは、一九六三年七月からイェール大学医学部の関連病院であるコネチカット州のグレース・ニューヘブン・コミュニティ病院（七一七病床）で、不適切な受診によるERへの負荷を減らすための方策として導入された「トリアージ」である（Weinerman and Edwards 1964; Weinerman et al. 1965）。そこでは、「この新しいシステムは、医学的「トリアージ」（軍陣医学にフランス語から取り入れられた語）と呼ばれる」（Weinerman et al. 1965, 389）とわざわざ説明されている。

その後、一九八〇年までに、救急受診した患者に優先順位を付ける救急トリアージは米国で一般化していく。たとえば、核戦争時の災害トリアージを批判的に論じていたベルの論文（Bell 1981）には、「米国の病院の救急室では、「トリアージ・デスク」が存在し、「トリアージ・ナース」が患者のニーズと症状の緊急性を評価し、その評価に基づいて治療の優先順位を割り当てることは、珍しくない」との記載がある。

では、一九六三年に始まったワイナーマンらのトリアージとはどういうものか。論文中で、それは「救急受診した患者について、簡単な医学的評価を行い、ケアの必要性の優先度を決め、病院内外の適切なサービスに割り振る」手順と説明されている。具体的には、重症者は直ちに救急診療、軽症者は救急待合室、緊急性がなければ外来部門か他のクリニックに紹介、それ以外は退院ないし他のコミュニティサービスに紹介という選別法である（Weinerman et al. 1965）。これは、基本的には医学的必要性を基準とする選別であり、今日の救急トリアージ〔日本での院内トリアージ〕につながるものと見てよいだろう。

ワイナーマンらは、トリアージを実験的に行う必要性が生じた背景として、貧富の差の拡大、過酷な人種差別、大都市中心部でのコミュニティ崩壊と生活環境の悪化などによって「経済的に福祉に依存し、社会的に孤立したマイノリティ人口が、大病院のある大都市中心部に持続的に流入して集住しつつある傾向」を挙げている（Weinerman and Edwards 1964, 56）。その結果、大病院のERを受診する患者数が増えただけではなく、「〔筆者註：高額で〕利用できない民間医療の代替としてコミュニティ全体が救急部門を使うようになった」（Weinerman et al. 1965, 389）ために受診者のなかで緊急性の低い患者層の割合が増大した、というのだ。さらに、彼らはトリアージを試験的に導入した後に、その有用性を評価するために、導入前後での受診者の予後に違いがないかを検討している。その結果、選別によって懸念された過少診療は生じていなかった。また、ERでの単発治療ではなくクリニックでの継続加療が必要な人々に対して、トリアージ時に適切なアドバイスをした結果、長期的には（不必要な）ER受診者数の抑制にもつながったという（Weinerman et al. 1965, 389）。このように、ERの治療的有効性を高めようとするだけでなく、ERという医療資源が希少になる社会的経済的背景に目を向けるワイナーマンらは、自分たちの導入したトリアージそのものにも批判的な姿勢を崩さない。

最終的に問題を解決できるとすれば、それは病院の壁の外側にある。人口のすべての階層に二四時間いつも適切な医療ケアが行き届くように、すべてのコミュニティを包括する統合的なシステムが必要だ。この夢が現実となれば、救急サービスは再びその名にふさわしいものとなり、トリアージは不必要になるだろう。（Weinerman and Edwards 1964, 62）

この救急トリアージが発明された一九六三年といえば、公民権運動がワシントン大行進として一つの頂点に達した年でもあり、ケネディ大統領が暗殺された年でもある。ケネディ暗殺後に大統領に昇格したジョンソンは、一九六四年の大統領選挙に「偉大な社会」を掲げて当選し、「貧困との闘い」を宣言する。さまざまな「進歩的」社会政策が展開され、一九六五年には、高齢者、貧困者、障害者などを対象とした公的医療扶助制度（メディケア、メディケイド）が創設される。

先に引用した一節からも分かるとおり、この時代的文脈のなかでの救急トリアージは、たんなるＥＲの効率化ではなく、ＥＲを含めたコミュニティ全体での医療システムに向けての一歩として構想されていた。また、救急トリアージの主たる目的は、ＥＲを必要としない（緊急性の低い）患者をスクリーニングすることであって、医学的必要性のある患者のなかでさらに選別を行うことではなかった。これらの点で、核戦争を想定する軍事・災害トリアージとは異なっている。「院内」トリアージに留まらず、「コミュニティでのマクロ医療資源配分に目を向けている点で、ラレィの構想していたトリアージと似通っている印象を受ける。

しかし、米国では一九七〇年代以降、メディケア・メディケイド制度での医療費増大が問題化され、医療費公費負担の削減のための厳しい査定が行われていく。その結果、当初は理想主義的な要素の強かった救急トリアージも変質することになる。そして、マイノリティや貧困者（無保険者）を民間病院のＥＲから公立病院のＥＲへ転院させる形での実質的な経済的選別（「社会的トリアージ」）が一般化していった（Himmelstein et al. 1984; Schiff et al. 1986）。

こうした病院間格差は今日まで継続し、米国での COVID-19 の被害を拡大させる要因となっている。たとえば、COVID-19 の感染拡大の初期に大きな被害を受けたニューヨークでは、公費負担の貧困者を受け入れてきた公立病院と、原則的に受け入れてこなかった民間病院との間で、医療保険の違いのために患者移送や連携ができず、公立病院に過剰な負荷がかかったことで、重症者への医療提供ができなくなり、死者数が増大したとされる。*8

本節では、救急トリアージを歴史的にたどり、それが軽症者を選別することを第一義的に目指していたことを示した。その後、医療費削減政策のもとで、救急トリアージは経済的階層に基づく選別へと変質していった。次の最終節では、本論考で取り上げたさまざまなトリアージとも異なるものとして、ＩＣＵトリアージを位置付ける。

おわりに――ＩＣＵトリアージと例外状態

最初に示したとおりCOVID-19に関連したトリアージが語られるとき、そこで想定されているのはＩＣＵ（および、そこで使用される人工呼吸器やＥＣＭＯ）という医療資源の配分である。救命の有用性は高いが数量の限られている医療技術の開発によって生じる配分問題は、しばしば生命倫理学の主題となってきた。そのなかでは、一九六〇年代の慢性腎不全の治療としての人工透析に始まり、完全埋め込み型人工心臓、心臓などの移植用臓器、ＩＣＵ、新生児用ＩＣＵ（ＮＩＣＵ）などの配分はどうあるべきかが繰り返し論争となった。これらの医療資源配分の問題を、わざわざトリアージという名で呼ぶことの意味を、軍事トリアージ、災害トリアージ、救急トリアージの歴史的経緯を踏まえつつ、ここで考えてみたい。そのために、この問題を「ＩＣＵトリアージ」として定式化し、その後の生命倫理学に大きな影響を与えたロバート・Ｄ・トゥルオグの議論を参照する（Truog 1992）。

トゥルオグは、「ＩＣＵにいる患者の中には、そこにいても益の得られないほどに重症過ぎる患者と、そこで提供される技術や医療者の技能を必要としないほどに軽症過ぎる患者とが存在する」と指摘したうえで、希少な医療資源の配分と再配分の必要性を肯定する。そして、ＩＣＵの治療的有用性を最大に発揮できる（中程度に重症の）患者にＩＣＵを提供するためには、「重症過ぎる患者」と「軽症過ぎる患者」のどちらもＩＣＵから退出させるトリアージを行うことが望ましいと主張している。「軽症過ぎる患者」の退出には、医学的必要性の他にとりたてて問題はない。それは、一九六〇年代に始まったもともとの救急トリアージの中心的課題でもあった。生命倫理学的な問題を含むのは、後者の医療資源を提供すべきでない対象とされた「重症過ぎる患者」である。この重症過ぎるために治療するべきでないとされたカテゴリーが、軍事・災害トリアージでいう待機者グループに対応していることは明らかだろう。

実際、こうした患者群の選別を正当化するトゥルオグの論証は、（ＩＣＵではなく）戦場を例として次のように進む。まず、戦場に軽症から重症までのスペクトラムとして多数の負傷者がいると想定しよう。そのとき、戦場での医療資源が希少であっても、すぐに救援部隊が来るとわかっている場合、重症度のスペクトラム上でぎりぎりまで重症寄りの患者を優先して手当てすることになる（一方、軽症者は放置される）。それが救命数最大化につながる可能性が高いからだ。だが、隊が孤立していて救援が来ない場合には、より救命の可能性の高い（治療的有用性が高いと見込まれる）中等度の患者を優先して手当てし、不公平にならないように軽症寄りの患者にも一定程度の手当てを行い、ある程度以上の重症者への介入はあきらめるだろう、というのである。

ここでＩＣＵの比喩として用いられている「救援の見込みのない孤立した隊」という想定は、

核戦争によって社会基盤の全般が破壊された破局的災害という思考実験の別バージョンとみることができるだろう。重要なのは、こうした医療資源が絶対的に希少となる状況は生命倫理学者の好む思考実験としては啓発的だが、現実には例外的にしかあり得ない状況であるところだ。ICUは敵軍のなかに取り残された小隊と比較されるべきなのか、パンデミックは核戦争後の世界と同じような状況といえるのか、論を進める前に一歩立ち止まるべき点である。ある状況について、日常的な倫理原則が通用しない例外状態だと決める力をもっているのは誰か。そもそも、ICU病床を増やすというマクロ資源配分こそ必要なのではないか。

思考実験で視野を狭め、ある状況について特別なルールが支配すべき例外状態であるという前提を認めてしまえば、その帰結は次のようなものだ。

例外状態の想定は、現実の社会を生きる人間という存在が、医学的必要性の高い者の治療を優先するという倫理的規範に従うことのできない場合があり得ることを主張する。たしかに、そこまでは正しい。そして、ある例外状態のもとでは、医学的必要性を有する人々すべてを平等に扱うのではなく、治療に時間や資源や費用を多量に要する人々（「重症過ぎる患者」）を選別して優先順位を下げることは、治療的有用性という観点から倫理的に正当化できるかもしれない。このような思考実験によって、複雑な状況を単純化して照らし出すことは、通常は疑われない規範を相対化するという発見的な意義を有している。しかし、それはあくまで通常の規範に対する例外に過ぎないことを忘れてはならないだろう。そこから得られた考察を、別の倫理的規範として扱おうとするなら、事態は一面的にのみ捉えられた浅薄なものとなる。実際、治療とその帰結は標準化して比較考量することができたとしても、本人の治癒やリカバリーは個別的な生きられた経験であるため比較不可能である。その結果として、治療有用性は一義的には決定不可能で、医学的定義からは逃れ去り、不確定さに向けて常に開かれている。そして、多数多様であるはずの治療的有用性を数直線のような一次元のスペクトラムとして表象することを正当化する強力なレトリックが、例外状態の思考なのである。[*9]

本論考に結論があるとすれば、それはトリアージとは多であり、その複数の歴史は迷路であるという事態の確認だ。そして、例外状態の思考実験という生命倫理学者の十八番は、そのすべてに通底するわけではないが、COVID-19に関わるトリアージを形作る主旋律と考えられる。

＊1　トリアージを生命倫理学の立場から論じ、日本語で入手可能なものとして、広瀬(二〇二一)やZack(2009＝二〇二〇)がある。また、筆者の基本的な見解は美馬(二〇〇六)で示した。

＊2　http://square.umin.ac.jp/biomedicalethics/activities/ventilator_allocation.html (二〇二一年六月閲覧)

＊3　Truog(1992)、広瀬(二〇二一)を参考にして事例を作成した。医療資源の再配分とは、進行中の治療行為を中止することと最初から治療しないこと(差し控え)は、結果としてどちらも治療中止であるので倫理的には同等とする価値観を前提としている(児玉　二〇二〇、一一一－一一七頁)。日本では前者は法的な殺人と見なされる可能性もある。

＊4　「緊急の希少性（dire scarcity）」とも呼ばれる（Winslow 1982, 39-59）。

＊5　「売春宿」の閉鎖や「売春婦」に対する性行為感染症の検診を行って軍が管理することも、ペニシリンのトリアージの代替になり得る一つの解決策である（Gross 2006, 166-173）。もちろん、そこにはジェンダーバイアスという問題がある。

＊6　なお、この一節は関連文献で頻繁に引用されているが、管見の限りではラレィの回顧録で該当箇所を発見できなかった。

＊7　NATO Standardization Document Database　https://nso.nato.int/nso/nsdd/APdetails.html?APNo=1417&LA=EN

＊8　"The Mistakes New York Made," *The New York Times*, July 27th 2020.

＊9　チルドレスは、医療資源配分の議論においてトリアージは隠喩として機能することを指摘している（Childress 1983, 549-554）。

参考文献

Baker, R. and Strosberg, M. (1992) "Triage and Equality: An historical reassessment of utilitarian analyses of triage," *Kennedy Institute of Ethics Journal*, 2(2): 103-123.

Beecher, H.K. (1970) *Research and Individual: The Human Studies*, Little, Brown and Co.

Bell, N.K. (1981) "Triage in medical practices: An unacceptable model?," *Social Science and Medicine*, 15: 151-156.

Bogner, G and Hirose, I. (2014) *The Ethics of Health Care Rationing: An Introduction*, Routledge（＝児玉聡監訳、二〇一七年、『誰の健康が優先されるのか　医療資源の倫理学』岩波書店）

Childress, J.F. (1983) "Triage in neonatal intensive care: The limitations of a metaphor," *Virginia Law Review*,

69 : 547-561.
Crumplin, M.K.H. (2002) "The Myles Gibson military lecture: Surgery in the Napoleonic Wars," *The Royal College of Surgeons of Edinburgh,* 47(3): 566-578.
Engelhardt, Jr., H.T.(1976) "Individuals and Communities, Present and Future," *Lucas,* Jr. and Ogletree 1976, 70-83.
Gross, M.L. (2006) *Bioethics and Armed Conflict: Moral Dilemmas of Medicine and War,* The MIT Press.
Himmelstein, D.U. et al. (1984) "Patient transfers: Medical practice as social triage," *American Journal of Public Health,* 74: 494-497.
Hinds, S.W. (1976) "On the relations of medical triage to world famine: An historical survey," *Lucas,* Jr. and Ogletree 1976, 29-51.
広瀬巌（二〇二一）『パンデミックの倫理学　緊急時対応の倫理原則と新型コロナウイルス感染症』勁草書房。
Jonsen, A.R. and Garland, M.J. (1976) "A moral policy for life/death decisions in the intensive care nursery," in Jonsen and Garland 1976, 142-155.
Jonsen, A.R. and Garland, M.J.(1976) *Ethics of Newborn Intensive Care,* Institute of Governmental Studies.
児玉聡（二〇二〇）『実践・倫理学　現代の問題を考えるために』勁草書房。
Lucas, Jr. G.R. and Ogletree, T.W. (ed) (1976) *Lifeboat Ethics: The Moral Dilemmas of World Hunger,* Harper and Row Publishers.
美馬達哉（二〇〇六）「生かさないことの現象学　安楽死をめぐって」荻野美穂編『身体をめぐるレッスン2　資源としての身体』岩波書店、一八五－二一二頁。
―――（二〇二一）「COVD-19があぶりだしたトリアージ問題　生政治と生命倫理の交点」『生命倫理』三二号（予定）。

中尾博之ら（二〇一六）「Triage 誕生の歴史を災害医学の観点から再考する」『日本救急医学会雑誌』二七巻、一三九－一四六頁。

尾立貴志（二〇一三）「軍事と医療のジレンマ―トリアージの歴史について―」『軍事史学』一九巻三号、六〇－八〇頁。

Richardson, R.G. (1974) Larrey: *Surgeon to Napoleon's Imperial Guard*, John Murray Ltd.

Schiff, R.L. (1986) "Transfers to a public hospital: A prospective study of 467 patients", *The New England journal of Medicine*, 314: 552-557.

Shortliffe, E.C. et al. (1958) "The emergency room and the changing pattern of medical care," *The New England journal of Medicine*, 258: 20-25.

Truog R.D. (1992) "Triage in the ICU", *Hastings Center Report*, May-June:13-17.

Weinerman, E.R. and Edwards, H.R. (1964) "'Triage' system shows promise in management of emergency department load", *Hospitals*, 38: 55-62.

Weinerman, E.R. et al. (1965) "Effects of medical 'triage' in hospital emergency service", *Yales Studies in Ambulatory Medical Care*, 30(5): 389-399.

Winslow, G.R. (1982) *Triage and Justice*, University of California Press.

Zack, N. (2009) *Ethics for Disaster*, Rowman & Littlefield Pub.（=高橋隆雄監訳、二〇二〇年、『災害の倫理　災害時の自助・共助・公助を考える』勁草書房）

Ziperman, H. (1956) "Sorting: The key to management of victims of disaster," *JAMA*,162(16): 1438-1441.

鼎談

分ける社会がもたらす命の選別

――相模原事件、公立福生病院事件、ナチス安楽死計画

雨宮処凛×市野川容孝×木村英子

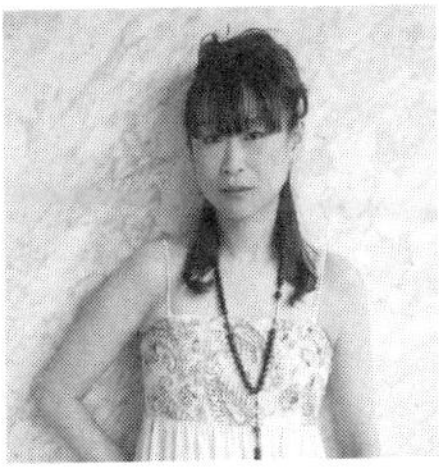

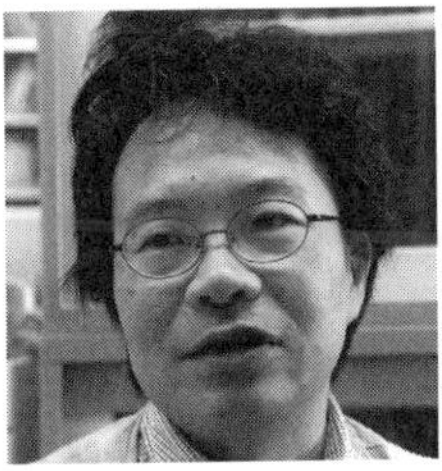

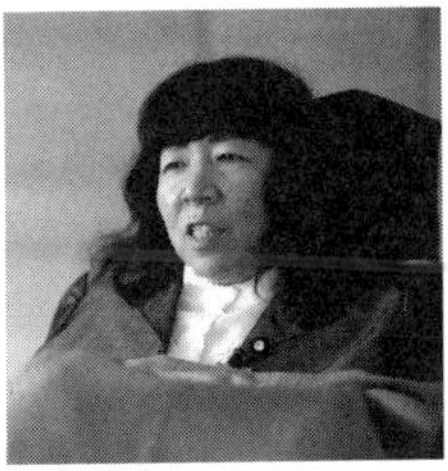

市野川　〈反延命〉主義の流れは、公立福生病院の事件に限らず、いろんなところに広がっており、そのことを言葉にしておかねばならないのではないかというのが、今回の本ならびにこの鼎談の主旨です。
　まずは雨宮処凛さんに、相模原事件のことを伺いたいと思います。雨宮さんは『相模原事件・裁判傍聴記――「役に立ちたい」と「障害者ヘイト」のあいだ』（太田出版、二〇二〇年）を上梓されました。事件のことや裁判について、お話しいただけますか。

裁判が終わっても明らかにならなかったこと

雨宮　相模原事件の裁判は、二〇二〇年一月に始まって、わずか二ヶ月後の三月に、全一六回のスピード結審で終わってしまいました。
　私が一番知りたかったのは、津久井やまゆり園という施設のあり方、支援がどういうものだったのかです。それが事件と密接につながっているのではないかと思っていました。裁判でも大きな論点になると思ったんですけれども、それについて触れたの

は、一月二七日の午前中の公判くらいでした。施設内での入所者への暴力について「聞いたことがあります」、それが良くないと思って職員に指摘したら、「お前も二、三年やればわかるよ」と言われたという話が出ました。やまゆり園の中で、入所者への暴力や、入所者を下に見るような支援があったことが垣間見えたんですね。ですが、結局それくらいで終わってしまいました。一方で、裁判後に会見に臨んだ入倉かおる園長が、自分たちが被害者であることを強調しているように思えて、すごく違和感がありました。

植松は入所者が流動食を食べているのを見て、「ひどい飯を食っている」だとか、一日中車いすに縛り付けられている様子をみて、「かわいそうだ」と言い始めるんですよね。そしてそのうちに、「やばくないですか。あの人たちいらなくないですか」と軽い感じで言うようになっていったそうです。でも、そのような言動は、施設の現状を何も知らずに働き始めた人なりに、この現実をどう受け止めればよいのかわからず、大きな葛藤を抱いていたからこそ発されたものではないかとも思うんです。生きることや、命って何なんだろう、という大きな葛藤があって、もしかしたら彼なりのSOSとして、極端なこと、つまり「殺すしかない」などと言い出すようになったのではないかと。そこで彼の葛藤に付き合ってくれる同僚や、コミュニケーションできる場があれば、違ったのではないでしょうか。でも、植松の上司は、頭で思っても口にするなと言いましたし、友人は「そんなことしたら捕まるよ」と言った。おそらく、彼の欲しい言葉ではなかったでしょう。もっともっと、根本的な話がしたかったのではないか。そんなことを強く感じました。

さきほど話に出した一日中車いすに拘束されていた女性が現在どうなっているかというと、今はやまゆり園を出ていて、横浜市内の施設にいらっしゃいます。やまゆり園時代の支援記録から、「突発的な行動もあり、見守りが難しい」という理由で拘束されていたことがわかったのですが、移った先の施設でリハビリを受けたら歩けるようになり、今は資源回収の仕事をしているそうです。つまり、ずっと縛り付けておく必要なんてなかったんです。他にも、その施設には元やまゆり園の入所者がいて、お二人にお会いしました。そのうちの一人の男性も、強度行動障害で「手のつけようがないほど暴れる」と言われていたそうですが、発泡スチロールのリサイクルの仕事をふつうにこなしていました。カッターを持って。暴れて大変な人に刃物は持たせられませんが、彼は問題なく作業していました。支援のあり方で、障害の重さが全然変わってくる。やまゆり園とこの施設の違いは一体何だろうと思いました。

善意による「死なせたほうがいい」への恐怖

雨宮　公立福生病院の事件については、まず、人工透析治療を受けていた女性患者が、シャントがつぶれたことで、東京都の公立福生病院を訪れたのに対し、病院の担当外科医が、首周辺に管（カテーテル）を入れて透析治療を続けるか、透析治療を中止するかという二つの選択肢を提示した、という点を疑問視しました。「中止」の選択肢が提示されること自体がおかしいと思うんです。

この医師は透析の中止について「多くの犠牲もつきものであるため、最も大切なのは自己意志である」とも言っています（内田、二〇一九）。つまり、治療をやめるのも自己決定だというわけです。でも、これを自己決定というのは、あまりにも雑ではないですか。自己決定と言えるのは、あらゆる情報と選択肢が本人に開示されている場合だと思います。なのに、透析の非導入を撤回したくなっても、どうすれば撤回できるのか、その条件も、何も提示されていない。これを自己決定というのは、「死んでくれ」と言っているのと変わらないように思います。

また、医師は、「血液透析は治療ではない。腎不全というものによる死期を遠ざけているにすぎない」と言っています。透析は「延命治療」だと。でも、透析を何十年も受けながら働いている人もたくさんいるわけで、おかしな言い分だと思います。そういうものを突き詰めていくと、植松の言う障害者を生かすにはお金がかかるだとか、日本は財政難だからすべての人を助ける余裕はないだとか、そういった思考に行き着くのではないかと思います。医療者が植松的な価値観を持っていることは恐怖です。

市野川　二〇二〇年には、京都在住のALS（筋萎縮性側索硬化症）の女性が医師二人によって嘱託殺人された事件も明らかになりました。

雨宮　京都の事件は本当に……コロナ禍でのトリアージの議論や、植松の主張など、いろんなものを凝縮したような事件だと思っています。

ただ、一番怖いのは、尊厳死・安楽死の議論が「本人がかわいそうだから」という感情によって世間に受け入れられていることですよね。本人が死にたいと言っているんだし、それを知った自分も「あんなふう」になってまで生きたくない、かわいそうだから死なせてあげたほうがいいんじゃないかという意見を持つ人たちが、あの医師に賛成している。善意からくる「死なせてあげたほうがいい」という空気が大きくなっていませんか。

ときどき、私のところに、医療や福祉の現場で働く人から「あなたは全然現実がわかってない」という意見がきたりします。高齢者が見るに耐えないようなひどい状態で放置されていることもある、などという意見です。でも、本当に悲惨な状況なのであれば、外部の団体に頼るとか、支援者に相談するとか、病院に申し入れをするとか、メディアに告発するとか、その状態を改善する方法は、いくらでもあると思いませんか。それを、「あの人たちはかわいそうだから、死なせてあげよう」というのは、植松と同じだと思います。植松は、入所者が車いすに縛られてかわいそうなのであれば、施設を運営しているかながわ共同会に連絡してもよかった。内部告発だってできた。マスコミに垂れ込むことだって、障害者団体に知らせることだってできた。ちょっと調べればいろんな改善方法があったのに何もせず、結局やったことが大量殺人だったんですよね。

市野川　ドイツの精神科医のクラウス・ドゥルナー

さんという人がいて、私はこの人から多くを学びました。ドゥルナーさんは、一九七〇年代から八〇年代にかけて、精神障害者の脱施設化を進めた人であると同時に、ナチスの優生政策の被害者に対する戦後補償を実現するうえで、非常に重要な役割を果たした人です。私は九〇年代に彼に会って、いろんなお話を伺いました。日本の旧優生保護法による強制不妊手術の被害者に対する補償実現の活動に私が関わってきたのも、その延長線上にあります。

そのドゥルナーさんが、「ナチスの安楽死計画についてよく「常軌を逸している」と言うけれど、やはり人間が起こしたことであり、そこに関わった人たちの心情には何かがあったはずだ。それを、一言で表現すると、「死に至る憐み」だ」と言っていたんですよ。今の雨宮さんの「かわいそうだから死なせてあげよう」というお話を伺っていて、その言葉を思い出しました。

コロナ禍に発された「命の選別」発言

市野川　木村英子さんは、二〇二〇年に、大西つねき氏（政治家、れいわ新選組を除籍処分）が「命の選別」発言をした際に、ブログを更新されましたね。ご紹介したいと思います。

今回の大西氏の「命、選別しないとだめだと思いますよ。はっきり言いますけど、その選択が政治なんですよ」という発言を聞いて、施設にいた頃の私のトラウマを思いだし、背筋がぞっとしました。

「命の選別」それが政治によって決められる世の中になったら、常時介護の必要な重度障害者の私は真っ先に選別の対象になるでしょう。

障害を持った幼い時から自分の命を誰かに預けなければ生きていけない私にとって、他者に従うことは絶対でした。私の命、私の身体、私の生活、すべてを他者にゆだねるということは、支配されてしまうことです。

「命の選別」、この言葉は、私が幼いころから抱いていた、「殺されるかもしれない」という避けがたい恐怖を蘇らせました。大西氏の発言は、自分の命を人に預けなければ生きていけない人たちにとって、恐怖をあたえる発言であり、高齢者だけではなく障害者も含めた弱者全体を傷つけた暴言であると思います。

「人は生きているだけで価値がある」という理念を掲げた政党であるれいわ新選組の一員から、今回の発言が出たことに、私は耳を疑いました。

とても悲しかった。そして、地域で差別と闘ってきた私の35年間の活動が否定されたようで、とても悔しく、怒りを抑えられませんでした。

（中略）

誰一人として排除されない社会を作るために、それぞれの苦しみや怒りを抱えた当事者が政治に関わることによって変えていける、それが誰もが生きやすい社会を作るために一番必要な政治のあり方だと私は思います。

今回の件で、弱者に対する差別が明るみに出ましたが、私は、自らの掲げる理念である「共に学びあい、共に助けあい、共に互いを認めあい、共に差別をなくし、共に生きる」を実現し、「誰もが生きやすい社会」を作るために、これからも差別と向き合い続けて、政治を変えていきたいと思います。

命の選別をするのが政治ではなく、命の選別をさせないことこそが、私が目指す政治です。

（「大西つねき氏の「命の選別」発言について」『参議院議員木村英子オフィシャルサイト』二〇二〇年七月一五日）

市野川　私は、やっぱり一番最後の「命の選別をするのが政治ではなく、命の選別をさせないことこそが、私が目指す政治です」というのがすべてを表しているように思います。

木村　大西さんの言った言葉は、「選別する側の言葉」なんですよね。「選別される側」の気持ちは何も考えられてない発言だったと思うんです。安楽死や尊厳死というものを法制化していくことは、「選別される者」にとってはやはり恐怖でしかありません。

そもそも命の選別といっても、誰が、何を基準に決めるのか、誰にも決められないはずなのに、命の選別をするのは強者で、選別されるのはいつも弱者です。私は、強者と弱者を分ける社会が命の選別を生み出してしまうのではないかと思います。命の尊厳を守るために、これからも問い続けていかなければいけない私の課題だと思っています。

市野川　私は、新型コロナウイルス禍のただ中で大西さんのあの発言が出てきたことには、何か歴史的な意味があるように思います。大西さんの発言を、決して受け入れないということもさることながら、ああいった発言がこの状況で出てくるということは、何か歴史が繰り返されているような気がします。

一九三九年九月一日、ドイツ軍がポーランドに侵攻し、二日後の九月三日に第二次世界大戦が始まります。その九月一日付でヒトラーは安楽死計画の命令書を出しているんですよね（本書二六八頁以下参照）。つまり、第二次世界大戦の開始は、安楽死計画の始まりでもある。ですが、ナチスの安楽死計画を理解するためには、第一次世界大戦で何が起こったのかが、実は重要です。まず、第一次世界大戦中にスペイン風邪で多くの人が亡くなっていた。そして、生活物資が枯渇し、みんな本当に飢えていました。

第一次世界大戦中にドイツ国内の精神病院で餓死した人——スペイン風邪の影響も小さくなかったと思います——その数は、七万人と言われています。そしてこの数字は、ナチスが始めた安楽死計画の一つ、T4計画で殺された精神病者の数とほぼ同じだと言われています。つまり、為す術もなく、ただ人が死んでいくのを見ているしかなかった第一次世界大戦の光景を知っている人たちが、第二次世界大戦が始まった一九三九年九月一日の福祉や医療の現場に少なからずいたはずなんです。

戦争が始まったら、きっと同じことが繰り返される。だけど、今度は黙って見ているのではなく、積極的に殺してあげたほうが本人のためだと。まさにドゥルナーさんの言う「死に至る憐れみ」ですよね。

でもその背後には、飢餓やスペイン風邪という、ある種の禍《わざわい》があった。それに対してほとんど何もできずに、死んでいくのをただ黙って見ているしかないという状況に置かれながら、人間はそこにある種の合理性を見出していくんです。「助けられなかった命は、もともと生きるに値しなかったんじゃないか」と。そういうことが、ヒトラー、あるいはナチスの安楽死計画に深く関係してると思うんです。

悪法によって障害者の人権が奪われている

市野川　さきほど、「命の選別をさせない政治」という話がでました。ここからは木村さんに、障害者総合支援法について、議員として変えていきたいことについてお話しいただければと思います。あわせて、木村さんご自身が施設から出て、自立生活を歩んできた経緯についてもお聞かせください。その前に、制度のあらましや、問題点について、私から簡単にお話しします。

二〇〇五年に障害者自立支援法という法律ができました。その前（二〇〇三年～）は、障害者支援費制度というものでした。現在は、障害者総合支援法になっています。私は支援費制度の頃から、この制度には問題があると考え、発言もしてきました。

自立支援法の一番の問題点は、介護保険との統合を目論んで、六五歳以下の若い障害者たちの介助サービスに一割の応益自己負担を導入した点です。なぜなら、「応益」ということは、所得ではなく、サービスを使用した総量、つまり障害が重い人ほど自己負担が増えてしまうからです。

これが憲法の定める法の下の平等や、生存権を定めた第二五条、そして第一三条の個人の尊厳を棄損するとして、二〇〇八年に全国八ヶ所（最終的には一四ヶ所に及んだ）の地方裁判所で違憲訴訟の提訴が行われました。その後、国と原告とで基本合意がなされ、障害者制度改革推進会議総合福祉部会が立ち上げられ、自立支援法に代わる新法の検討を開始。そして、二〇一一年に「骨格提言」が公表され、二〇一二年に民主党政権下で障害者総合支援法ができた。

ところが、この総合支援法の第七条にも、六五歳になったら介護保険を優先して使うようにと書かれているわけですね。れいわ新選組のマニフェストを見たところ、やはり総合支援法の第七条の介護保険優先適用原則を止めて、障害者福祉と介護保険の統合路線を見直していくことが掲げられています。

木村　私は今から三六年前の一九歳のときに自立生活を始めました。その頃は、府中療育センター闘争を闘った新田勲さんや三井絹子さんたちが運動してつくってきた東京都単独事業である重度脳性麻痺者介護人派遣事業と、週一八時間を上限とした国のホームヘルパー制度を使って、自立生活をしていました。しかし当初、私が受けていた国のヘルパー制度は、週に二回、一回三時間の計六時間だけでした。当時、地域で自立した障害者の介護制度としては、重度脳性麻痺者介護人派遣事業と、緊急一時保護事業、それから生活保護の他人介護加算があり、これらの制度を合わせながら、それぞれの障害者が介護体制をつくって生活を成り立たせていました。

地域へ出ていく障害者たちが増えていき、東京都の重度脳性麻痺者介護人派遣事業の利用者が増えていくなかで、制度の対象が拡大し、九七年にはこの事業が国の傘下に入り、全身性障害者介護人派遣事業として全国に広がっていきました。このように障害者の介護保障制度は、重度障害者の施設収容が当たり前だった一九七〇年代に、地域で生きる権利を訴えた障害者たちが命がけでつくった重度脳性麻痺者介護人派遣事業という制度を起源としており、自立と社会参加を支援するための介護内容も含めて、現在の重度訪問介護という制度に引き継がれています。ところが近年、介護保険の影響で障害者の地域での自立生活が脅かされています。

市野川　この障害者自立支援法と介護保険を統合するというモデルを一言で表すと、「低いほうに合わせろ」ということだったわけですよね。それに対して、障害者当事者たちは、「低いものを上にあげよう」と言ってきた。

木村　そうですね。自立支援法から引き継がれた総合支援法第七条の介護保険優先原則があることで、障害者の介護制度が高齢者の介護保険の運用に塗り替えられてしまい、障害者の自立生活が脅かされている現状があると、私は実感しています。また、二〇〇〇年の介護保険導入後、追い打ちをかけるように、二〇〇三年に障害者の介護制度の仕組みが措置制度から契約方式へと変わり、行政が介護を提供する責任を民間に投げてしまったことで、自立と社会参加を目的とされてきた障害者の介護制度が壊されてきています。

実際の介護現場では、重度訪問介護を使っている利用者に対し、介護保険の運用を強要する事業所や自治体が増えています。たとえば、長時間の介護を断られ、短時間のポイント介護しか派遣されず、好きな時間にトイレに行ったりお風呂に入ったりすることができなくなったり、また、友だちの家に遊びに行きたくても、「うちの事業所は、外出はやらないですよ。買い物ぐらいだったらいいけど、友だちの家に泊まりがけで行くなんていう介護はできません」と言われて、本来は重度訪問介護で認められている外出が制限されてきています。ほかにも、来客へのお茶出しを禁止されたり、ひな祭のちらし寿司などの季節の料理はできないと断られたり、契約時に事業所から介護内容を一律に制限され、障害者の人たちが地域で自分らしく暮らす権利が奪われています。

そもそも重度障害者の自立生活では、長時間の見守りも含めた介護保障が不可欠ですが、障害者運動から生まれた重度脳性麻痺者介護人派遣事業ができた当時は、障害者に対する社会の理解が遅れており、行政は重度障害者のニーズに合った介護者を十分に派遣することができなかったため、障害者が自分で介護者を探し、市区町村に推薦登録して、自分に合った介護者を育てて生活を組み立ててきました。

現在は、障害者が自分で探さなくても事業所に頼めばヘルパーが派遣されてくる時代となりましたが、介護保険を中心に運営されているために重度障害者の生活の状況に対応できる事業所やヘルパーが少なく、せっかく地域へ出て自分の望む生活を実現したのに、お盆やお正月などに派遣を断られ、短期入所で施設に入れられる事態まで起きています。

　このような現状を改善するためには、介護保険への統合の流れを阻止し、これまでの障害者運動によってつくられた、見守りを含め長時間にわたる総合的な支援である重度訪問介護に、就学・就労も含めた制度の充実を図らなければ、障害者が当たり前に生きられる共生社会は実現されないと思います。障害者の完全参加と平等が実現できる制度づくりに向けて、障害当事者として政治の場で一つひとつ取り組んでいきたいと思います。

分ける仕組みで他者への想像力が失われていく

木村　そもそも、障害者と健常者を分けてしまうことは、教育から始まっていると思います。二〇二〇年に特別支援学校の生徒が最多になったという報道がありました。これがすごく物語っていると私は思っています。

たとえば、身体・知的・精神・発達など、いろいろな障害名をつけて、特別支援学校・学級に入れて分けていき、地域の中から障害者を排除していく構造があると思います。分ける教育からは、支え合う気持ちよりも差別意識を生み出しやすい環境がつくられてしまいます。

　障害者と健常者を分けていった結果、遊んだり、喧嘩をしたり、学んだりするコミュニケーション力を身につけることができず、相手が苦しんでいても、相手の状況を想像し、支えていくための想像力が育たない現状があります。そのため、大人になって社会に出たときに、お互いが一緒に生きにくい世の中になってしまっていると思います。これは、もはや障害者に限った問題ではないと思います。

　分けていく社会は、差別を生み出し、それが命の選別をする考え方をも生み出します。私は長い施設の生活の中で心も体も、そして命さえも管理されてきました。社会から分けられ、隠された世界で命を脅かされる生活の中で、まさにいつ命の選別をされるのかという恐怖を常に抱いていました。

市野川　今の木村さんのお話には二組のキーワードがあったと思います。一つは、「自由」と「管理」。もう一つは、「分断」と「統合」だと思います。

一つ目の「自由」から言うと、なぜ障害のある人たちが施設から出て地域で暮らしてきたか、それは、やっぱり自由を求めてだったと思うんです。雨宮さんのさきほどの、やまゆり園にいた人がグループホームで生活し始めたら、発泡スチロールの処理の仕事ができるようになったというお話に直結することだと思います。その彼に変化をもたらしたのは、やっぱり自由だと思うんですよ。その人の気持ちを尊重しながら生活を組み立てていくことですよね。

雨宮　本当にそうですよね。特別支援学校と普通学校とに分けて育つから、障害のある人のことを知らないんですよね。自分の中のフワッとした貧しいイメージのままに、ALSは動かなくて苦しそうだ、本人が死にたいって言ってるんだから死なせたほうがいいんじゃないかと言うんだと思うんです。そうやって、障害のある人が世の中から見えなくさせられて、分断されて、その間にコミュニケーションがないということで、無意識に無自覚に残酷になってしまうんですよね。

さきほどの、発泡スチロールの仕事を始めた方は、やまゆり園から違う施設（グループホーム）に移ったんです。そこのグループホームでは、昼間はみんなそれぞれ行くところがあって、誰もホームにいないんです。でも、やまゆり園では、何もすることがなくテレビを見るだけだったり、外出といっても「監禁ドライブ」と言って、シートベルトで固定したままどこにも降りずに帰ってくるような支援だったようです。もちろん、作業などをする日もあったようですが。でも、その男性が移った先の施設では、昼間はみんなそれぞれ仕事場へ行って、仕事が終わるとありがとう、お疲れ様と言われて帰ってくる。この違いは大きいと思います。

木村　人間には、誰かに愛されたり、必要とされたり、あるいは自分が生きてることで誰かが助かるような、そういう当たり前の気持ちの営みが必要だと、私は思うんですね。

ですが障害があるだけで、その当たり前の営みを奪われてしまう。家族がどんなに我が子を愛していても、社会の中に育てられる環境がなかったり、あるいは介護で疲弊してしまって育てることができない、という家族がたくさんいるんです。最終的に家族が自分の子どもの命を守れなくなった場合は、もう施設しかないんですね。

当事者は施設を選んで入ったわけではありません。私も選んでいないし、そこしか生きる場所がないんです。家族にだって、もう介護できるような余裕はないんですね。施設の中では、希望をだんだん失っていきます。自分がいたときのことを思い返しても、天井を見つめるしかなかったり、窓に映る外の景色をずっと見たり、小さい窓から空の星を見たりする以外は何もないんです。

施設では、職員も人として当たり前の感情を保つことができません。家族でさえも介護が大変なのに、施設では一人の職員が、何人もの障害者の介護をするわけです。トイレ、お風呂、食事、着替え、就寝、何人もの人のことを一人でやると、心を通わすような時間なんてほとんどないんですね。仕事を流れ作業のようにこなして、職員も疲弊するわけです。疲弊しているなかでは心の交流を持てないので、障害者が自分を苦しめているんだと憎しみを持つ方もいれば、イライラして当たったり、虐待をしたり、そういうことがもう日常茶飯事なんですね。だから一人の職員が何十人もケアしていたら、殺人が起こってもおかしくない精神状態になるわけなんですよ。

職員の人たちも、最初は責任感も強くて、人のために何かをしたいという正義感や善意を持ってやってくる人が大半です。だから、新しい職員は最初の一年間はすごく人気があります。なぜなら優しいし、社会のふつうの認識を持って入ってくるわけですよね。ですが、毎日の過重労働のなかで次第に疲れていって、腰痛を起こしたりとか、精神的にも余裕がないなかで、だんだん憎しみや憎悪を抱くようになっていき、この人たちは社会にとってお荷物で、いないほうが世の中のためになるんだと思うようになってしまう。

施設の中に植松さんみたいな人が現れるのは当然ですし、どんな小さな施設でも、第二、第三の植松さんが登場することは容易に考えられます。そのことが、私はすごく怖いと思っています。

でも、それは障害者が生き生きと、自分の役割を発揮できるような体制や社会構造ではないからですよね。たとえ、健常の人だって、自由がなくなって管理されたら、表情や感情はたぶん死んでいってしまうと思うんです。死にたくなってしまうようなことだってあるでしょう。障害者が本当に必要とされる社会や、自分が貢献できる社会、自分が生きている実感が得られる社会をつくっていかない限りは、障害者に対する殺人はこれからも起こりうるし、命の選別は間近に迫っているように感じます。

雨宮　本当にその通りだと思います。相模原事件が起きたときに、何人かの福祉関係者から、「大規模施設では、いつかこういう事件が起きると思ってた」という言葉を聞きました。

やまゆり園だけの問題では全然ないんです。日本全国の施設に関係する話なのに、それをちゃんと制度として考えようという話になっていない。それなのに、あの事件のことをもう大半の人が忘れてるんじゃないかと、私は心配しています。

介護・介助をしている相手を憎んでしまう状況は、本人だけのせいではなく、社会からの抑圧や構造の問題も含まれています。いかに社会でちゃんと引き受けて、支えていくかが重要だと思いますね。

市野川　やまゆり園の事件が起こったとき、私も多くのみなさんと同じように「やっぱり起こってしまったか」という感想を持ちました。

ヨーロッパやアメリカでは、ケアに当たる看護職、介護士が、入所している人を五人、一〇人、殺してしまうという事件がこれまでに結構ありました（市野川容孝、二〇一六）。でも、日本ではあまり聞かなかった。実は、先ほどお話しした精神科医のクラウス・ドゥルナーさんが院長をしていた州立病院でも、九〇年代に彼の下で働いていた男性看護師が高齢者を一〇人殺す事件が起きました。自分がナチの安楽死や優生手術の戦後補償について活動をしていて、その足元でそういうことが起こった。まさに、ドゥルナーさんがナチスの安楽死計画で「死に至る憐れみ」と言っていたのと同じようなことが、一九九〇年代の自分の病院で起こってしまった。

そこで、ドゥルナーさんは再発を防止するために、病院を含めてオープンに議論しました。そこで問題になったのは、犯人の男性看護師が、高齢者の末期の病棟にずっと張り付けられるような形で配置されていたことです。再発を防ぐためには、看護職の人を、特定のセクションに長期間にわたって配置するのをやめて、重い人、軽い人、それから外来、いろんなところを回れるように、システムや看護や介護の仕組みを変えていかないと駄目だというのが、彼の結論でした。

木村さんのお話に戻ると、それは木村さんがおっしゃった「統合」の一つの形だと思うんです。つまり、介護する側も同じ場所にずっと閉じ込められるような状況ではなくて、その人自身がいろんなところを見られるというのかな。そうすることで自分の現場を相対化できるようになる。虐待がなぜ生じるかといえば、ケアする人自身がどこかに閉じ込められてしまい、身動き取れなくなる現状が、その背後にあるような気がしています。それを変えない限り、虐待の問題は起きるのではないでしょうか。

死刑によって植松の主張を立証してしまう

市野川　相模原事件の犯人は控訴していないので、このまま死刑になってしまいますよね。わたしはそういう事件の終わらせ方でいいのかと疑問に思っています。死刑の基本的な考え方は「応報」、すなわち「目には目を」「命には命を」という理屈です。しかし、私は、誰かを死刑に処すことは、結局のところ、その人は生きるに値しないと社会が宣告することだと思うんです。生きるに値すると考えているなら、殺せないはずです。そして、生きるに値しない生命があるという理屈は、相模原事件の犯人の考えでもあり、私たちは彼を死刑にすることで、彼の考えの正しさを立証してしまうのではないか。生きるに値しない生命があるという考え方を根本的に問い直すなら、死刑制度そのものを問い直さなければならないと思います。

雨宮　私もすごく違和感を抱いています。植松は障害者がいらないと言ってあの事件を起こしたのに、その裁判の判決が死刑というのは、結局「障害者がいらないと言って殺した、そのお前こそいらない」ということになりますよね。

植松自身、死刑が確定する前に、死刑囚は税金の無駄だから一刻も早く殺したほうがいいと言っていました。障害者がいらないとか、早く死刑を執行しろとかというのも、ぜんぶ「税金が無駄」「日本が破綻する」という変な使命感からです。なぜ、福祉施設の一職員である彼が、まるで総理大臣や官僚や財務大臣であるかのような目線でいるのかと不思議ですし、とても危ういと思います。ある意味、「経営者マインド」のようなものが彼にはあるように思える。でも、今の三十代以下の人と話していると、みんな当たり前にその「経営者マインド」を持っている気がして……。たとえば、自分が安い時給で働いてるのに、「アルバイトに時給一五〇〇円なんて出せるわけないよね」という話をしたりしています。完全に経営者目線が搭載されている。

植松は自分が福祉予算から給与を得ていたはずなのに、日本は借金がこれだけあるから、障害者がいなくなれば無駄なお金がなくなって、戦争もなくせるし、それですべてが解決するっていう、ものすごく神目線で、ものすごく浅い知識で、この「敵」さえなくなればすべてが良くなるという、短絡化した思考なわけですよね。

木村　私も、植松さんが死刑になって、それで物事が解決するとは全然思っていないです。植松さんの優生思想は、さまざまな人が持っていると思うんです。それを追及せずに、死刑によって終わらせてしまうということに、私は当事者として不安を抱いています。このまま障害者と健常者を分け隔てる社会が続くと、第二、第三の植松さんを生み出してしまうと思います。命の尊さよりも命の選別が優先される恐ろしい現実を変えていくために、社会全体の課題として取り組んでいく必要があると思います。

市野川　ミシェル・フーコーは、生権力、すなわち、ある人々を積極的に生きさせると同時に、ある人々を死の中に廃棄する権力ということを言いました。しかし、そのフーコー自身、生権力の「生きさせる」という前半部分に対する抵抗として、死ぬ権利を求め、擁護する発言を、一九七〇年代後半から八〇年代にかけてしていました。しかし、二〇二〇年代の今、死ぬ権利は、人々が生権力の「死の中に廃棄する」という後半部分を自発的に遂行するために活用されている。〈反延命〉主義は、生命の単なる廃棄ではなく、自己廃棄という形で広がっている。フーコーには、そういうことが見えていなかったと私は思います。

そういう〈反延命〉主義に抵抗するための基盤は、しかし、日本にもあって、その一つが木村さんがご自身の経験として語ってくれた日本の障害者運動だと私は思っています。その私の考えは、雨宮さんのお話を伺って、さらに一層、強くなりました。

参考文献

雨宮処凛（二〇二〇）『相模原事件・裁判傍聴記――「役に立ちたい」と「障害者ヘイト」のあいだ』太田出版。

市野川容孝（二〇一六）「社会的殺人」『季刊福祉労働』現代書館、第一五三号、八五－九三頁。

内田明「訴状の概要について」『公立福生病院透析中止事件提訴報告集会』（公立福生病院事件を考える連絡会）二〇一九年一〇月一七日。

第Ⅱ部

〈反延命〉主義を問う

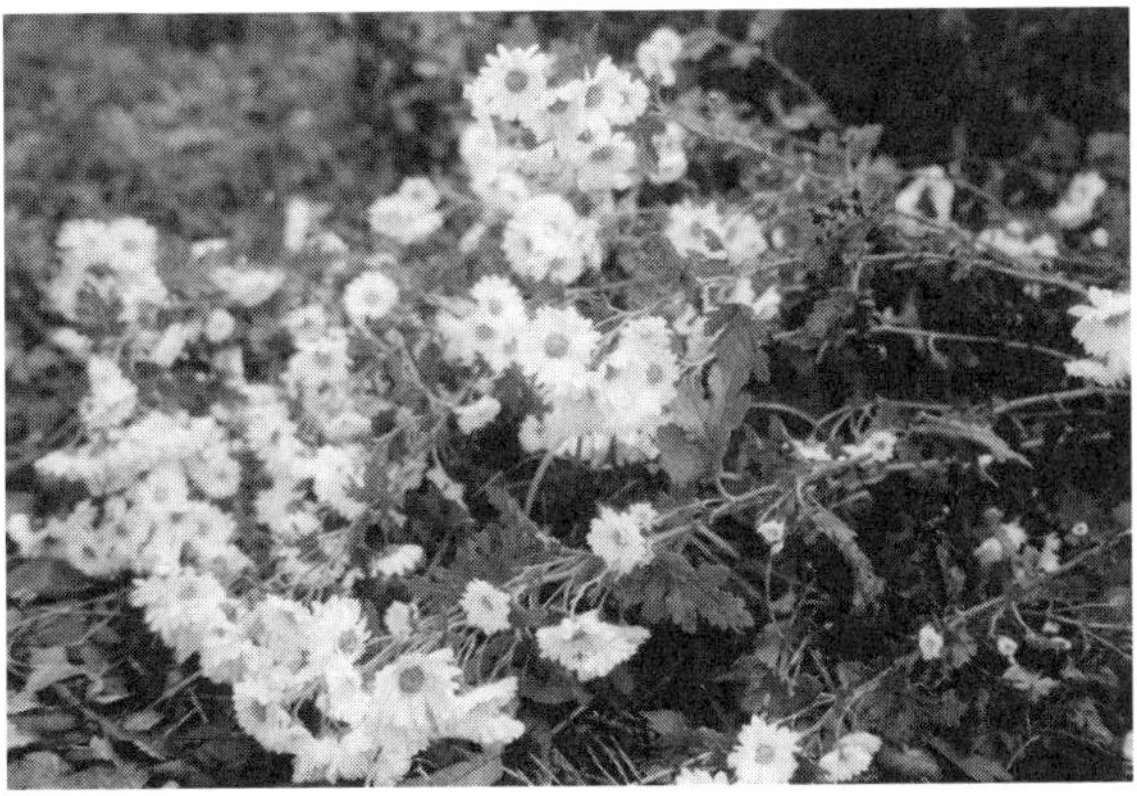

第五章　歪められた「生命維持治療」
――医師としてACP・意思決定支援に思うこと

川島孝一郎（聞き手・堀江宗正）

「延命治療」という言葉はない

堀江　本書は「〈反延命〉主義」という言葉をテーマとしています。たとえば、アンケート調査で、「あなたは延命治療・延命措置を望みますか」という項目があったとしますと、八割ぐらいが、「延命したくない」と答える状況があります。「とにかく延命だけは嫌だ」というイメージが先走っていて、「延命するくらいなら、死んだほうがましだ」という空気があちこちに漂っている。

そこで、往診専門の医師として、在宅医療を長年おこなっていらした川島孝一郎さん（仙台往診クリニック）に、延命治療やその差し控え・中止について意見を伺いたいと思います。

川島　まず、医学用語として、「延命治療」という言葉はないはずです。正式には、「生命維持治療」や「生命維持療法」という言葉があります。「延命」という言葉は、治療に対して否定的な意味合いで使われることが多い。そうした解釈をもった医師によって、患者や家族へ否定的な解釈が植え付けられる。そういう構造になってしまっている。治療を始める前から、やっても無駄なんじゃないかという思いになっているところが、まず問題ですね。

堀江　医師が「延命治療」と言った場合、すでに「無益な治療」という意味合いが含まれてるということですね。

川島　そうです。生命維持治療や生命維持療法という方法がある、単にそれだけなんです。ですが、そこに良いのか、悪いのか、つまり、善悪の判断が絡んでくることで、生命維持治療という真っ白な価値観、純粋な方法論が、解釈論になっている。問題とは、そういうことです。

だから〈反延命〉主義という言葉も気をつけて使わないと、どういう意味合いで受け取られるかわからないですよね。その点は、本書の執筆者のみなさん、そして読者のみなさんにも注意していただきたいです。

もう一つ。日本に「ピンピンコロリ幻想」が根強くあることです。老人会のようなところへ講演にいくと、必ず出る言葉がピンピンコロリです。北沢豊治さんが、一九八〇年の日本体育学会で、長野県高森町の老人たちの体力づくりのために「ＰＰＫ（ピンピンコロリ）運動」というものを考案したのが始まりです（北沢、一九八〇）。元気でいて、医者にもかからず、そしてある日ストンと亡くなって、人様にも迷惑かけないということです。

アンケート調査の結果、高齢者であれば、一〇〇人いたらほとんど一〇〇人がピンピンコロリしたい。医療介護従事者に対して五千ヶ所くらいでアンケート調査しましたが、六三％がピンピンコロリしたいと思っている。そういう統計結果が出ました。つまり、ピンピンコロリ幻想が根底にあって、健康なのがいいんだ、死ぬんだったらコロリと死にたい、というのが日本中に蔓延している。この現状から〈反延命〉のような話が持ち上がってきているのではないでしょうか。

でも、日本人の何割がピンピンコロリかというと、救急搬送をされて当日に亡くなるのを急死、ピンピンコロリだと医学的には考えるわけですが、消防庁の統計によれば、だいたい五％前後（年度による）なんですね。二日目、三日目に亡くなる方を入れたとしても一割ぐらいにしか到達しません。残りの九割は緩やかに体力が衰えて、歩けなくなったり、食べられなくなったり、息苦しければ酸素マスクをつけたりというような、つまり障害者になってから亡くなるんです。これが私たちの当たり前の自然経過なのだということを、日本国民のほとんどが知らない。このもともとの知識のなさが、〈反延命〉主義という問題を際立たせていると思うんですね。そうすると、ピンピンコロリ幻想をどう断ち切るかが大切になってきます。

堀江　ピンピンコロリが大流行した時代背景も気になるのですが、私が調べたなかですと、昭和天皇が末期だったときの様子が逐次報道されたことから、一九八〇年代にインフォームド・コンセント、治療の差し控え、安楽死への関心が高まったという指摘がありました（Long, 2004: 916）。このことも日本人の死生観に影響を及ぼしていたように思います。

患者との話し合いで「解釈論」を展開する必要がある

堀江　川島さんが診ている患者さんが、治療方針を話し合った際、「延命だけは嫌だ」と言った場合に、どう応えていますか？　患者さんはどういうふうに自分の希望を伝えることが多いでしょうか？

川島　千差万別なので、なんとも言えないですね。人工呼吸器をつけている方が一割ぐらいおりますし、がんの末期の方もいますしね。年齢も疾患もいろいろなので、それぞれによってその表現方法が全く違いますね。

ただ、「延命治療」というような言葉を出されたときには、「それは本当の言葉じゃないんですよ。もともとは生命維持治療という、単なる方法なんですよ」と言います。

患者さんがその方法をこれからの生活の糧として捉え、医療者と一緒に協働しながら折り合いをつけて生きていきたいと思うのか、それとも、自分の生き方に対立していくものとして認識し、毎日砂を噛むような生き方をしなきゃならないというふうに受け取るかは、人によって違うわけです。つまり、生命維持治療を調和軸で捉えれば、それと共に生きていこうとするわけだし、対立軸で考えたらそういう治療をされること自体が嫌だということで、これが延命という言葉につながってくる。

だから、医師が一度「仕切り直し」をさせることが大事です。ご本人やご家族が、胃ろうや人工呼吸器を「無理な延命治療ですからね」と言った場合には、「良い悪いではなくて、もともとは生命維持治療という単なる方法の一つ、それをどう自分の生き方として捉えるかですよ」と、解釈論を展開していくのが私の立場です。

ですが、私が担当する前のお医者さんから、「胃ろうをつけても無理な延命だし、家族も大変です。それでもつけますか」というような言い方をされてしまって、もうそれに染まってしまっている人たちもいます。

堀江　そういう説明をするお医者さんが多いということですよね。

川島　やっぱりいますよね。六年間の医学部のカリキュラムのなかに、患者への説明の仕方に関するカリキュラムがないんですよ。教育を受けていない学生たちが国家試験を受けて医者になって、二年間の初期研修のときにも身体論、疾病論、症候論という、つまり身体の問題だけ、観察操作の技法しか学ばない。どのように説明をしていくかを、全く知らないわけです。

堀江　東京大学上廣死生学・応用倫理講座の会田薫子さんが、二十年ほど前は、胃ろう・人工栄養を中止する選択肢について医師に意見を聞くと、「それは餓死させることになるじゃないですか」と言ってかなり抵抗があった、というエピソードをよく出されるんですね。やはりその傾向が変わってきているのでしょうか。

川島　私が医者になった四十数年前から三五、六年前ぐらいまでは、経鼻管栄養で、そのあと胃ろうが出てきたんですが、どんどんやってました。その頃は、「餓死させちゃいけない」という考えの医者が結構いたんです。だから、胃ろうもやりましょうとなっていたのが、もう少し本人の意思決定に添うことが重視されてきた頃に、ピンピンコロリの話が出てきた。それらもあいまって、「無理につけるほうがまずいんじゃないか」という話になり、「無理な延命はやめましょう」という方式になってきているように思います。それに、厚生労働省が意図してやってるかどうかはわかりませんが、胃ろうをつけるための基準が非常に厳しくなっていますよね。行政主導型になってきている側面がないとは言えないと思いますね。

ただ、生命維持治療という単なる方法がいろいろ歪められながら、推移してきているというのは確かです。「無理な延命」とか、「つけないほうが自然」とか、揺れ動いてるわけですね。揺れ動く原因ははっきりしていて、医者が説明をきちっとしていないからなんです。解釈論を展開することの大切さを医者自身が理解してないから、時代時代で、つけるほうになびいたり、つけないほうになびいたりしている。医療現場の実際はそういうことだと私は思います。

医師と患者がお互いにわかり合ったとき、意思決定が生まれる

堀江　「解釈論」という言葉がキーワードとして出ているので、もう少し深く伺います。

患者さんも一人の生活者として、何らかの言葉や思想をもっているのに、医師の前だと言いたいことが言えなかったり、聞きたいことが聞けなかったり、わかってないのに、ついわかったように答えてしまう、ということがあると思います。どうしても医師は患者に対して権力をもって

しまいますよね。そうしたなかで、患者さんが本当はどう思っているのか、どうすればその患者さんの思いを探ることができるのでしょうか。

川島　お医者さんはその道のプロですよね。プロがプロの言葉を使ったら、アマチュアに理解してもらうことはできません。プロはアマチュアの言葉で喋ることができないといけない。

たとえば、「予後」という言葉は、「これからどれくらい生きられますよ」という時間の経過を指すのですが、この言葉を一般の方々がどのくらい知ってるかっていうと、ほとんど知らないです。「予後あと半年です」と言われても、さっぱりわからない。でも、医者は説明責任を果たしたと勘違いしている。

もう一つは、患者さんが発する言葉から考えを汲み取ることも必要ですよね。医師と患者がお互いに出会う。この人はどんな人なんだろうと思い描きながら話を聞く。質問をされれば、その質問そのものに私も影響を受けるし、質問される相手のほうもどんな反応が返ってくるんだろうかと考える。情報提供があって、それに説明と理解を求めながら、そうか、この人が言いたいことはこういうことなんだ、とわかり合うことができれば、主観同士が一致して、「間主観性」が生まれます。

つまり、まず一つは、医者の言葉ではなく、一般の言葉に噛み砕いて、アマチュアに理解できるようにちゃんと説明すること。二つ目に、「じゃあ私は説明したから、あとはあなたたちが考えなさい」ではなく、医師も一緒に加わりながら考えていくこと。なぜなら、その説明をした医師も影響の一つになっていますから。

これは意思決定にも関わる話です。「ああ、先生が言ってたことはこういうことだったんですか」とお互いにわかり合ったときに、初めて決定がなされると思っています。

意思決定というのは、自由意思によって患者や家族が好きに決めればいいという話ではないと思っています。医者を含めて決定のプロセスをおこなって、医者も含んだ全体として、「これがきっと一番良いことだね」とわかり合って決定されたあとに、初めて検査や治療の方針が出てくる。不十分な説明をして理解を得られていないにもかかわらず、自分は説明責任を終えたと勘違いした医師が、間主観性を構築しえないまま相手に決定を任せて、患者・家族がオロオロしているという、このプロセスが全くなっていない状況が、今の医療では続いていると私は思っています。これは患者・家族には責任はなく、プロである医師がプロの仕事をしてないことが問題でしょう。

堀江　お互いの理解や合意があることが意思決定だとすると、今のガイドラインの策定を求める状況には、ある種の矛盾があると言えます。ガイドラインには、時と場合をはっきりと精緻に設定して、フローチャート化されたものが増えているからです。それによって医師のほうは「助かった」と思っているかもしれませんが、マニュアル主義化する可能性がありますよね。そうすると、意思決定をするといっても、定められたフローチャートにのっとって意思決定を迫るという形になってしまい、川島さんがおっしゃるような意思決定が難しくなっていくのではないでしょうか。

ガイドラインの作成にも関わってこられた立場としてどう思われますか。

川島　私が最初に参加したのは「終末期医療の決定プロセスに関するガイドライン」（二〇〇七年）のときでした。私はやはり、生命維持治療が患者自身の価値観とうまく両立できるようであれば生きていてほしいと思うのですが、座長だった方は、時に違う方向をみていたように思います。でもその方も、「終末期医療の決定プロセスに関するガイドライン」をつくったときには、「（意思決定のマニュアル化を）野球で言えば六回までに止める」「九回まで決められたマニュアルのようになってしまうものはつくらない」と言っていました。そこまでに止めて、あとはみなさんの力量でやってください、というのが「終末期医療の決定プロセスに関するガイドライン」だった。ですが、あとでいろんなところから、「これだと使えない」という声が寄せられたんです。つまり、マニュアルを希望する医師のほうが多かった。

でも、生き方は人によって違うわけだから、それぞれの生き方に応じるように説明責任を果たし、情報提供ができていないと、ご本人は選択できないじゃないですか。情報提供の際には、さっきも述べたように解釈論の説明をしなきゃならないし、治療と緩和の概念の説明もしなければならない。

たとえば、「輸血は無理な延命だからしないでくれ」と言う人もいます。でも貧血が進行すると、体がひどくだるくなって、やるせない、身の置きどころがないなんていうふうに訴えてきたりする人もいるわけです。それを輸血が緩和してくれるのであれば、別に治すための治療ではなくて、あなたのＱＯＬを上げるための緩和の手法ですよ、というふうに治療と緩和の概念をきちんと捉えて説明する必要がありますよね。

そうやって情報提供したうえで、お互いにわかり合うプロセスを経ることを知らない医師が、マニュアルに頼ってしまうのではないですか。その現状が赤裸々に、「終末期医療の決定プロセスに関するガイドライン」のときは出てきましてね。だから、私は「そうやって言ってくる先生こそ、自分の説明が下手なんじゃないですか」と言ったりもしました。

堀江　けっきょく、医師は議論の余地や解釈の余地がないマニュアルを望んでいると思うんですよね。本人に自由に決定させると言いながらも、無益な延命はやめる方向でガイドラインはつくられている、と現場の医師は思っているのではないでしょうか。

ＡＣＰではなく、「アドバンス・ライフ・プランニング」を

堀江　人生の最終段階における医療・ケアを本人や家族が医療者と話し合う「アドバンス・ケア・プランニング」（ＡＣＰ、愛称「人生会議」）に対し、川島さんは「アドバンス・ライフ・プランニング」という言葉を提唱されています。これはＡＣＰとどう違うのでしょうか。

川島　まず、ＡＣＰについては、もともとは医療施設内での、医療一辺倒からの脱却を目指すという意味です。ですから、在宅医療をやっている私たちからすると、ケア・プランニングという割には非常にお粗末なものだと思っていました。

アドバンス・ライフ・プランニングでは、ご本人の家族関係や、ご近所づきあい、収入面、周辺の生活環境まで、広く捉えています。時期を同じくして、二〇〇五年から厚労省が「地域包括ケア」という「可能な限り住み慣れた地域で、自分らしい暮らしを人生の最期まで続けることができるよう、地域の包括的な支援・サービス提供」をおこなうと言い始めました。それから、WHOが出している「国際生活機能分類（ICF）」があります。以前はICIDH（国際障害分類、一九八〇年）といって、単なる障害の分類だったものを、「生活機能」という人間の生活全般、たとえば社会参加や活動、環境に焦点を当てた言葉に変えたんですね。大きく言うと「生きることの全体像」を表す概念です。*この、「地域包括ケア」「ICF」、そして、「アドバンス・ライフ・プランニング」は、少しずつ重なっています。

多くの人は、障害者になって亡くなるわけですから、必ずICFに基づいて生活機能をどう維持するかを考えなければならないし、高齢者であれば地域包括ケアを上手に使って住み慣れた地域でその人らしく生きていけるようにしなければいけない。この三つが合わさっているものが本当は「人生会議」であるべきであって、意思決定を早くさせて早く死なせましょう、と捉えられるのはいかがなものかと思います。

堀江　公立福生病院透析中止事件以外にも、「ある条件になったら生きている価値がない」として決定を迫るようなできごとが起きています。たとえば、コロナウイルスに感染しても人工呼吸器をつけず、若者へと譲る意思表明のための「集中治療を譲る意志カード」というものを提唱している医師が出てきたことなどです。トリアージという言葉も出ていますけれども、患者さんに対して、最初からある条件になったら諦めさせる、ふるいにかけるような行為を指すようになっていて、もともとの意味とは異なるものになってきているように思います。「ここから先は生きていてもしょうがない」という線引きをするタイミングが、どんどん前に来てしまってるような印象があるのですが、川島さんはどのようにご覧になっていますか。

川島　それは私も憂慮しています。意思決定支援の変遷の一つに「事前指示」（アドバンス・ディレクティブ）があったのですが、その罪でもあります。

私が医者になった頃は、医学が未発達だったこともあり、最期を迎えようとする人は心臓マッサージで肋骨が折れたし、電気ショックや呼吸器につないで、点滴も一日に五本も六本もしていました。今思えば人間の身体の限界をわからないでやっていたんですよね。

その後、緩和医療の初期のものが今から三〇～三五年ぐらい前に始まりました。当時、将来判断能力を失った際の意向を「事前指示」（アドバンス・ディレクティブ）と言っていました。

さっきも言ったように、患者と医師の合意によって、フィフティ・フィフティの説明をしたうえで、自分が調和した生き方ができるのか、それとも自分の生き方としては対立軸になってしまうのかということを含めた、わかりやすい説明をすること。つまり、情報提供が十分になされたうえで、意思決定が可能となります。

ところが情報提供も説明もないまま選択を強要するのが、アドバンス・ディレクティブなわけです。典型が運転免許証の裏側の「臓器提供意思表示欄」。私は、脳死の子どもをお家に帰して、最期まで生活させた事例を二例もっています。国内には脳死になった方々をお家に戻して生活させたり、脳死と言われたのに何年も生きていたような事例があります。家族も「生きていてよかったね」と思うことができるような、支えていくための制度もあります。ところが免許証の裏側は、生活可能なことを何も知らせないまま「どうしますか」と言っている。つまり、最も乱暴なはずのアドバンス・ディレクティブの手法が今でも残っている。ここが非常に問題なわけです。堀江さんが言っていた「ある条件になったら生きている価値がない」として決定を迫るようなできごとというのは、アドバンス・ディレクティブの手法に戻りつつあるということなのではないでしょうか。

堀江　未来の自分がどう考えるかも予想できないような状況について、単純化された選択肢のもとに自分の意思を表明させたり、実際にそれが起きたときに障害を持った状態であっても生きられる仕組みがあることを知らせずに選択を迫るということは、非常に大きな問題ですよね。

私たちは死を体験することができない

川島　最初にも申しましたけど、日本の医療の一番の問題は、医師が説明や情報提供の根本的な教育を全く受けないまま、病気の検査や治療という手技や方法だけを学んで、自分が一番やりやすいように簡単に説明をして終わらせていることです。

私たちは死を体験することはできない。だから、死に対して美辞麗句をつけるというのは、体験しようもないことを、あたかもそうであるかのように言っているだけです。平穏死、安楽死、尊厳死、より良い死……。そういう言葉はあるはずのないものです。勝手に「より良い」と「死」をつなげた造語にしか過ぎない。それをあたかも意味があるように思い違いしている人たちがいっぱいいる。だから、まずは死を体験するはずがないというところから議論をスタートさせるのは大事なことだと思います。

それからもう一つ、医師が生命維持治療についてフィフティ・フィフティな十分な説明をおこなったとしても、「死にたい」という人は必ずいるわけですよね。そのときに、自由意思を尊重すると言い切れないのが私の立場です。何でも自由意思がのさばる世界ではないと私は思ってます。たとえ、本人が死にたいと言ったからといって、それでいい、とは私は思ってません。

＊　生活機能は、３レベル（心身機能・構造、活動、参加）に分かれる。そして、それぞれが単独に存在するのではなく、相互に影響を与え合い、また健康状態・環境因子・個人因子からも影響を受ける（大川、二〇〇六）。ＩＣＦは、これらすべてを「生きることの全体像」として捉え、理解するための概念であると言える。

参考文献

北沢豊治（一九八〇）「245 中高年齢者の体力つくりについて：高森町におけるPPK運動」『日本体育学会大会号』第三一回、二三五頁。

大川弥生（二〇〇六）「ICF（国際生活機能分類）――「生きることの全体像」についての「共通言語」」厚生労働省第1回社会保障審議会統計分科会生活機能分類専門委員会資料3。

Long, Susan Orpett(2004) "Cultural Scripts for a Good Death in Japan and the United States: Similarities and Differences," *Social Science & Medicine*, 58(5), 913-928. doi:10.1016/j.socscimed.2003.10.037.

第六章　小児科医の問いと希望
――共に在る者として、子どものいのちの代弁を考える

笹月桃子

一　二〇二〇年　春

イタリアで新型コロナウイルス感染症（COVID-19）が猛威を振るっていた時期に、一つのコラムが目に留まった。イタリアの医療現場から医師が発信したものであった。前線の医療資源が尽き、まだ息のある高齢者から人工呼吸器を外して他の患者へ回さなければならない苦境について記されていた。その医師は「助けてくれ、先生」と手首を摑んできた老人の手を振り解いたと、そこまで読んで私は自分の手首が摑まれたかのように身がすくんだ。一人の現場の医師として、そんなことができるであろうか。目の前のいのちといのちの重さを比べ、一方を選択する、その想像を絶する切迫感と罪悪感に胸が沈んだ。ペンシルベニア大学医療倫理学部のエマニュエルらはCOVID-19によるパンデミックに際し、「回復の見込みが高い患者を救うため、先に治療を受

けていた患者から人工呼吸器やＩＣＵのサポートを奪うことは医師にとって極度の心理的トラウマになることは間違いない。拒否する医師もいるかもしれない」（Emmanuel et al. 2020）と指摘している。

まもなくして日本でも人工呼吸器の再配分に関する議論が浮上し始めた。生命・医療倫理研究会の有志らは、議論の叩き台あるいは契機となることを期待し「COVID-19 の感染爆発時における人工呼吸器の配分を判断するプロセスについての提言」[*1]を発表した。序文には「このような非常時は、災害時医療におけるトリアージの概念が適用されうる事態であり、これまで私たちが経験したことのない大きな規模で、厳しい倫理的判断を求められることとなる。これは、一人ひとりの患者に最善をつくす医療から、できるだけ多くの生命を助ける医療への転換が迫られるということである」と書かれている（トリアージについては、本書第四章を参照）。

COVID-19 の拡大は、世界中のあらゆる地域で、地球規模で、一年以上を経た今もなお、終息が見えないまま続いている。今となってはこのパンデミックが、どちらかと言えば地理的・時間的に限定される災害と同様の事態として対応されるべきであるのか、私の理解を超えている。当然、合理性や生産性が優先されなければならない状況があることも了解している。しかし、「一人ひとりの患者に最善をつくす医療から、できるだけ多くの生命を助ける医療への転換」とは、非常に深刻かつ重大な事態である。いのちの数とその状態に重きが置かれるこの判断は、どのようなことを意味するのであろうか。その適用は、いかなる状況で承認されうるのであろうか。この選択肢や転換そのものの是非を議論することは私の目的でも、力の及ぶことでもない。しかし、ここから一つの問いを抜き出し、それに添い、ひとりの小児科医として静かに問いたい。それは、医療とは何か、それはかくも万能なのか、いかに万能なのか、いかに希望たりうるのか、ということである。

この問い立ては、最後まで問いのままでしかない。私は答えを医療のなかだけに見出すことを手放したからである。本稿には、ここまでに至る二五年余、医療に求められた役割の変化とそれを受けての医療者の葛藤を一小児科医の視点から記していきたい。子どもの家族や医療者の声を通じ、緩和ケアやアドバンス・ケア・プランニングといった理念・概念が現場にもたらした正負両面を捉え、その紆余曲折を経て辿り着いた先の問いを分かち合いたい。高度に発展を続ける現代の医療現場において、子どもたちは目には見えない風のなかで、ときに脆い立場に追い込まれている。今ここでいのちと医療について問い直しを重ね、子どもたちのあるがままの尊さと力が守られ、謳歌されることを心から願っている。ひいては、この世に生きるすべての人々の唯一無二の生が尊ばれる社会が醸成されると信じている。

二　問いのはじまり

(1) 治癒の望めない先の医療へ

小児科研修医として二年目の冬、私は神経難病を抱える一八歳の心優しい青年に出会った。脳も含め全身に複数の悪性腫瘍が広がり、彼は壮絶な痛みと不安、孤独と恐怖に苦しんでいた。しかし私たちには、日々衰弱していく彼のベッドサイドに佇む以外、為す術がなかった。年が明けたある日、彼は白い病室のベッドで静かに息を引き取った。彼一人に背負わせてしまったもの、端で家族が抱えたものを想い、茫然となった。前後して、小さな赤ちゃんと幼い子どもを看取り、同じ無力感が重なった。私は自身に課せられた使命のようなものを意識し始めた。子どものいのちを救うのだと意気揚々と小児科医になった私だったが、それからの進路は大きく変わり、治癒が望めなくなったその先の医療を尽くせる医師となることを目指すようになった。そこで見据えたものは必然としか言いようのない確固たる道に思えたが、救命・延命が何よりも求められていた小児医療現場にはあまりに馴染まず、疎まれすらした。当時はまだ日本の医療現場に緩和ケアという理論や実践は入ってきておらず[*2]、海外の動向などを傍目に学びながら、時機を待つことになった。

そして約一〇年後、米国のLucile Packard Children's Hospital Stanfordで小児の緩和ケアについて二年間学ぶ機会を得た。天井の高い明るい小児病院で繰り広げられる子ども本人の自主性を重んじた医療、多職種による徹底したチームアプローチ、家族への手厚い心理社会的支援、一般市民を巻き込んだ寄付の土壌など、感銘をもって目の当たりにした。一〇年前の青年を想い、ほぼ医師だけが主導し、病室という密室ですべてが取り交わされたあの医療現場とは別世界のように感じられた。

帰国して以降も、小児の高次医療を受け持つ地域の総合病院、大学病院、在宅診療所などに勤務した。帰国当初、私は米国で見聞してきた小児緩和ケアの理念を実践に移したいと意気込んでいた。しかし医療文化や福祉体制などの異なる国から輸入してきた概念はどうしても宙に浮かび、もどかしさばかりが募った。そして忙しく過ぎる年月にも、たくさんの仲間とさまざまな子どもたちや家族との出会いと別れがあった。

（2）手を離したいのち

そんなある年の秋、一人の最重度の心身障害を抱える子どものいのちをめぐり、家族と多数の医療者を巻き込んで大きな議論をすることになった。その子は、生まれたときに得た障害により寝たきりで、発語はなく、また全身の筋肉の過緊張や難治性のけいれんによる苦痛を抱えていた。家族や慣れたスタッフが抱っこすると心地良さそうな柔らかな笑顔を見せた。自宅の台所から聞こえる音や匂いを感じながら家族と共に過ごすのが、その子にとり、また家族にとり、最も穏やかな時間であった。主治医として共に過ごした数年の間に、彼の呼吸障害は中枢性にも末梢性にも進行し[*3]、誤嚥性肺炎を繰り返した。そして救命とその後の延命のためには気管切開と人工呼吸器装着が余儀なくされる状態に及んだとき、家族はそれらの技術導入を固辞した。

この子に人工呼吸器をつけて生きながらえさせても、決してこの子にとって安楽で、幸福な、心地の良い時間は生まれない。この子ははじめから、持って生まれた命は限られていた。それを私たちは引き受けている。大人の事情はこの子とは関係ない。

何度も話し合ったが、家族は本人を主眼に据え、決してぶれなかった。制御しきれない合併症を複数抱え、その体は非常に脆弱であり、かつ身体的・精神的な苦痛が緩和されないまま、機器によりただ延命されることを拒んだ。考えを尽くした先の、痛みも伴う全精力を傾けての代弁であった。我が子を心から深く愛すればこそ、安易な覚悟での意向の表明ではないことは痛いほど感じられた。医療に対する失望とも絶望とも言えるものがあったと思う。社会の中に、我が子の居場所がないことも見据えていたのかもしれない。対して、現場の医療者の困惑も計り知れなかった。どの子どもに対してもその時期が来れば行ってきた医療技術を取り上げられ、動揺した。当時の紛糾した議論を思い返しても胸が苦しくなる。家族の意向の正当性が繰り返し問われた。しかし、その正当性とは誰が、いかに測り得るものなのかですら、明確ではなかった。何よりも、現場に、医療とはそもそも何か、誰のためのものなのかと、根源的な問いが突きつけられた。立場や個人により意見や態度はさまざまであり、議論は錯綜した。

最終的に私は主治医としてその家族の声を支持し、周囲は静観した。技術的な介入をせずに、内科的治療だけを続け、その子の持てる力を見守ることにした。アメリカで体感してきた何かが私を後押ししていたのかもしれない。そして早春のある日、その子は自宅でスッと消えるように息を引き取った。それはあたかも、本人がそのタイミングを見計らったかのような一瞬であったと家族から聞いた。軽くなったその小さな体を抱いたときに、私はその子の声を聞いたような気がした。それは、「これでよかったのだ」と必死に自分に言い聞かせようとしていた私を慰めるような声だった。以後、私は医師として手を離したその小さないのちを想い、畏れを抱え、技術的にできたことと、すべきだったこととの狭間に落ち、考え続けた。

家族は何を守ろうとし、何を諦めたのだろうか。何に失望し、何に希望を持ったのだろうか。私は何を守ろうとし、何を放棄したのか。あの子は私に何を言いたかったのか。子どものいのちに関わる医療の方針に関する判断が正しかったのかどうか、どのように検証できるのか。そもそも正しい医療とは何なのか、果てなく自問し続けた。そんな折も、私のなかで相変わらず「緩和ケア」は机上の理念に据えられたままであった。

（3）緩和ケアとは何か

実際その頃には、緩和ケアは日本のなかでも一つの医療分野として確立し、広く認知され、大きく発展しようとしていた。二〇〇六年に「がん対策基本法」が成立し、がん診療連携拠点病院への緩和ケアチームの設置が指定要件とされ、全国的に普及した。患者の全人的苦痛に寄り添うという現代緩和ケアの理念は、その多面的ニーズに応答するための多職種アプローチ・苦痛症状緩和・患者を主体とした意思決定支援という複合的な実践により、現場に急速に馴染んでいった。

追随して医療・福祉制度や在宅医療などが整備・拡大された成果も大きい。私自身、小児医療にも緩和ケアのエッセンスを導入すべく、その実践・教育・啓発に携わっていた。しかし我が国において緩和ケアは、日本の先達らが情熱を持って掲げた理念をやや置き去りにして、個別の患者のニーズに一つずつ応えていく地道な方法論としてではなく、あっという間に目的化した。現場の医療者から「緩和ケアに切り替える」、「緩和ケアをする人」といった表現が聞かれるようになった。まだ患者のいのちを無我夢中で救ったことも、その意義と限界を体感したこともない医学生から、「自分は緩和ケアのほうをやりたい」と教えを請われることもあった。そして患者は「緩和ケアを」と言われ、見捨てられたとショックを受けた。そのたびに、私は違和感を覚えた。緩和ケアは、救命を目指す医療の代替ではなく、連続するものとして、誰しもが心に抱く「目の前の人の苦しみを癒したい」という想い、つまり医療の原点への回帰であると思えていた。高度医療に関わる議論を密室から解放し、改めて誰のための、何のための医療なのかを問い直す視点になりえるはずだった。しかし人それぞれが緩和ケアに求めたもの、見出したものは異なっていた。そしてそのまま緩和ケアはパッケージ化され、まるで「再生医療」「遺伝子治療」といった最新医療の一つの新規分野としてもてはやされた。

これにはいくつかの背景があったと考えられる。まず緩和ケアは、患者に自律を、そして医療のなかに人間らしさのようなものを取り戻す契機となり、歓迎された。医療者にとっても、高度医療が患者に苦痛をもたらしているのではないか、という自己批判や無力感に対する救世主と捉えられたのかもしれない。医療者よがりに患者に苦痛しか与えない治療を続けることはあってはならない。一方で、可能な限りの救命・延命を求めてこそ医療は発展し、信頼を得てきたのだから、やれることは尽くさねばならない。この線引きの見極めを間違えたくないという圧力にも似た想いは、医療者の心に燻っていた。そして、残された時間をより穏やかに過ごすことに重きがおかれることで、過剰と指摘される治療が自ずと控えられ、緩和ケアによってもたらされる個人の利益と医療経済的な母集団の利益が一致する、という側面があったことも否定できないであろう。

いずれにしても、いつの頃からか私の周囲で、やり過ぎになる前にやめる、という選択肢が「緩和ケア」の名でコーティングされて、主語も目的も不明瞭のまま、無防備に議論され始めた。この新しい風潮を肌で感じ、子どものいのちを救わんと現場を牽引していた医師らは戸惑いを隠せなかった。それは小児科医としてのアイデンティティをも揺るがすものであった。以下に、その一片を紹介する。

（４）医師と石

小児の高度医療を担うある医師は、目の前の子どもの救命の最後のチャンスに賭けて治療を続けるとき、それが過剰と揶揄されないよう周囲に理解を求める説明努力が必要になったことに気づき、以下のように私に漏らした。

目の前の子どもを助けるのに、その訳を説明しなきゃいけなくなったんですよね

集中治療に携わっていた別の同僚は、最期の瞬間まで子どもに心臓マッサージを繰り返し、こう言って頭を垂れた。

すみません、僕は諦めが悪いんです

小学校入学直前の男の子が、急性発症した疾病により重篤な病態に陥った。集中治療が尽くされ、なんとかいのちは取り留められた。しかし神経学的後遺症は甚大で、数日前まで走り回っていたその子は、寝たきりとなり、視線は合わず、そのいのちは人工呼吸器に依存していた。息子の変わり果てた姿をみた父親は、ベッド際の床にうずくまり、低い声で呻《うめ》くようにして漏らした。

こんなふうにしか救えなかったのなら……

そしてこの後に続くはずの言葉に自身が押しつぶされたように、苦悶の表情を浮かべた。これを聞いた医療者は、激しく揺さぶられた。「救わなければ良かったのか？」「途中でやめれば良かったのか？」と憤った。

緩和ケアのような理念を通じ、理想的ないのちの在り方が掲げられると、そうではないいのちがあるかのように暗に示されてしまう。少なくともそのような二元論的な考え方に陥りやすい。以下は、ある新生児科医の言葉である。

生まれてきた赤ちゃんがどんなに小さくても、重篤な状況でも、挿管してまずは助けることができる。ずっとそうやってきたし、テクニカルには自信はある。ただもし救っていいとか、いけないとか、そんなのがあるなら、どっちなのか、早く言って欲しい。自分にはわからない。とにかく、助けるならその時しかない。

このように、子どものいのちを預かる小児科医たちは、いかに子どもを守り、同時にいかに自身のアイデンティティを守ることができるのか、無意識的に立脚点を模索し始めていた。ある病院に脳死状態になった子どもがいた。その子どもの主治医チームの医師の一人が私に話しかけてきた。この医師が拠るのは、前述の医師らとは異なるものであった。

意識もないし治らないし、もうその子は「石」だ
石に尊厳はない、医療は中止すべきだし、そう、みんなはっきり家族に言うべきだ
脳死は人の死だと早く国が法整備すればいいのに

家族は我が子を家に連れて帰りたいと言っているが帰るには気管切開の手術が必要だ「この石は私たちにとっては宝石なのだ」と親が言うのであれば、その親のために、その石をさも大切なもののように扱いはするが、それは親のためであって、この子のためではない

この吐露に私は少なからず驚かされたが、反論はできなかった。現場にいかに対極的とも言える種々の立ち位置があるのか気づかされた。同時に、この子は石なのか、石を宝石だと言ってくれる人がいるときだけその石は尊いのか、それとも石はそれだけで尊いのか、石を前に医師は何を為せるのか。私のなかでまた問いが溢れた。

夕焼けは、誰が見ていなくても美しいのか

私は引き続き、現場を担う小児科医らと葛藤を分かち合い、議論を繰り返し、混沌とした状況から出口を見出すのに必死であった。そんなとき、以下に紹介する子どもとその家族との対話を通じ、ある一つの解を得た。

三　一つの解から

（1）そこに在るという尊さ

その子は、重篤な病態と重度の障害を持って生まれ、何度も危篤な状況を乗り越えながら、現代医療が持てるあらゆる技術を尽くしていのちをつないでいた。容態が悪くなるたびに、両親と私たちは話し合いを繰り返した。家族は我が子を心から愛し、我が子の痛みを自身の痛みとして感じ、今、目の前にいる我が子が我が子らしくいのちを全うするとはどういうことかを真摯に考えていた。家族は決断の岐路がくるたび、医療者だけでなく、療育・教育・福祉施設などその子に関わるさまざまな人にも問いかけ、声を聴いた。結果として、都度、技術的に可能な医療を行うという道を辿ってきた。ある日、大きな手術を終えたその子に会いに行った。いのちをつなぎ、その先にこれからも家族と共にその子らしい幸せな日々を積み重ねていけることを願った私に、ベッドサイドの母親が少し首を傾げてこう言った。

我が子に生まれてきてくれてよかった
今までずっと、ここで診てもらえてよかった
だから今、こうして生きている

それは、母親自身の深い願いすらも超えた次元で、我が子がそこにただ在ることの尊さを慈しんでいる姿であった。控えめでありながら凛とした、毅然とした態度であった。その示された意味に、私は病室を出た後になって気づいた。静かな衝撃であった。どんな状態だから、何ができ

るから、少しでも長く一緒にいられるから、いのちが大切なのではない。ただそこにいのちあって在ることがすでに尊いのであり、それがつまり子どもの尊厳なのである。だからこそすべての子どもはいのちあって、それぞれが持てるそのいのちを生きる、尊厳ある存在なのだと、確信した。そしてこれが、子どものいのちの代弁者たりたい私に革新的とも言える視座を与えてくれた。

(2) 子どものいのちの代弁とは何か

元来、自己決定という基盤の上に成り立っている現代の医療現場において、多くの場合、重篤な病態と重度の障害も重ねて併せ持つ子ども、そして新生児や胎児は、最も脆弱な立場にある。ここまでに示してきた通り、子どもたちは文字通りいのちのすべてを他者に委ねるしかない。私は、子どもたちやその家族が示してくれたそれぞれの解と、医療者と分かち合った葛藤や苦悩を胸に、子どものいのちに関わる代弁者の役割とは何かを考え続けた。

成人領域における代理意思決定では、本人がそれまでに生きて培った価値観・人生観に鑑み、周囲は本人の意思を推定し、それを基準として最善の方針を見出す。一方、小児領域においては、家族と医療者は子どもの代弁者として、それぞれの立場から「この子にとっての最善とは何か」を問い続け、答えを見出そうとする。両親にとり代弁とは、まさに親としての自律をかけ親役割の責任を果たすことであり、なによりも我が子の全存在を慈しむことに他ならない（Botero et al. 2020）。医師も、複数かつ多元的な葛藤を抱えながら、小児科医としての信念に大きく依拠し方針決定に臨む（Sasazuki et al. 2019）。二〇一二年に日本小児科学会が制定した「重篤な疾患を持つ子どもの医療をめぐる話し合いのガイドライン」[*4]には、「治療方針の決定にあたり、子ども・父母（保護者）と関係する多くの医療スタッフが、子どもの最善の利益について真摯に話し合い、それぞれの価値観や思いを共有して支え合い、パートナーシップを確立していくプロセスが最も重視されるべきである」と謳われる。この家族と医療者の協働こそが、子どものための代理意思決定の実像である。それでは、協働する私たちは、何を拠り所に子どもにとっての最善の方針を見出していくことができるのであろうか。

患者の自己決定能力とは、情報の理解・状況の認識・論理的思考・選択の表明の四要素から構成される（Appelbaum and Grisso 1988）。これらは主に知的能力・認知能力によって評価される。この時点で、意思決定の場からほぼすべての子どもが排除されかねない。そして代わりに誰が決めるのか、と議論は別方向に移ろい、主体がさらに子どもから遠のく。本来的には「状況を理解し、自分で決め、それを表出できること」とされる自己決定能力の前提には、その子の「希望や意向がある」はずである。これは、「母親に抱かれると心地いい」「痛いのは嫌だ」「お家が好き」などと、幼い子どもでも、あるいは重度の障害を抱える子どもでも持ち合わせているものである。また、医学的に非常に厳しい状態から回復し、生き抜く子どもたちの体温に、呼吸に、脈拍に、その子の全存在を感じ、圧倒されることがある。子どもたちは、生きる・生まれてくる、それ以外の選択肢を知らずにそこに在り、この世に対する無防備かつ絶対的な信頼と無償の愛を現している。私たちは、既存の測定ツールを用いて、このような子どもには自己決定能力がないと評価し、この声なき希望や意向を見落としていないであろうか。自己決定能力の有無に「状態の価値」（小松、二〇二〇）を置き、それら能力がないという未熟性や障害性に目を奪われ、子どもが「そこに存在している、命あって生きている」ことの尊さと力を捉え損ねていないであろうか。そもそも自己決定ができるだけでは本人の意向は必ずしも叶わない。その決定を聞き入れ、許容し、実現してくれる社会側の受け皿と機能が必要である（立岩、二〇一八）。自己決定能力は、人が生きる上で万能ではないし、すべてではない。社会的合理性に基づく客観的評価指標の一つでしかない。

周囲の大人が主体者となって、子の自己決定能力を代行駆使することは、代弁とは言えない。私たちは子どもがすでにそこに「在る」、その紛れもない事実を、まずは尺度なしで受け止めなければならない。その上で、子どもの意向や希望に真摯に耳を傾けるしかない。聞こえてくるのはその子の願いかもしれない、苦痛の叫びであるかもしれない、生きようともがく声であるかもしれない、愛かもしれない。私たちはそれに応えていくしかない。子どもが在る地点から一歩ずつ道を探していくのである。

先に紹介した延命治療を固辞した家族、そしていのちをつなぐ選択を重ねた家族、それぞれは、我が子の能力の欠如ではなく、我が子だけの「意向・希望」あるいは「存在」を捉え、徹底してそれが守られ、尊ばれる道を手探りで切り拓いてみせたと言える。それこそが、子どものいのちの代弁なのである（【図】参照）。

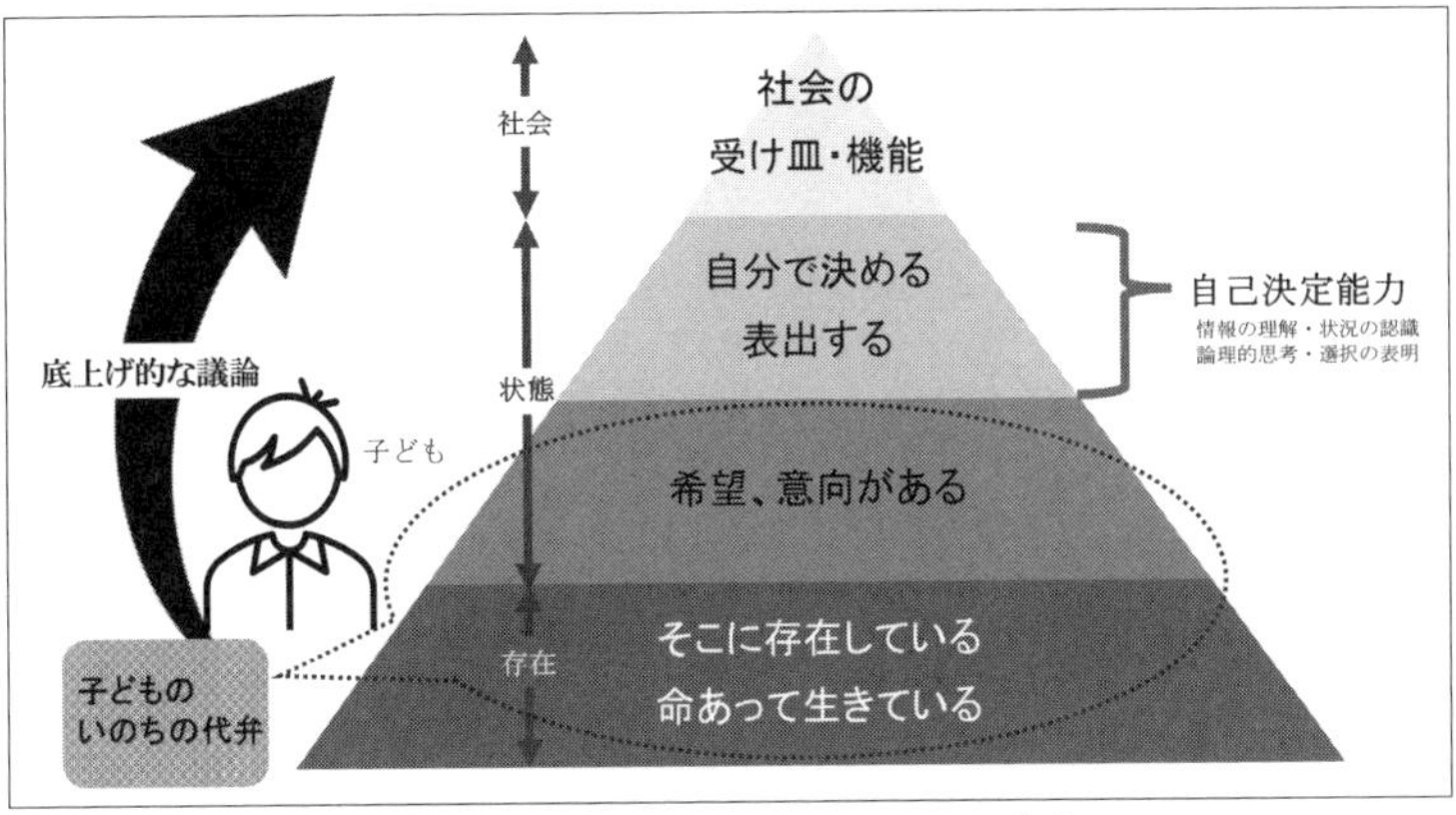

【図】自己決定能力と子どものいのちの代弁

（3）代弁の可能性

患者の自己決定に依拠する成人領域の医療者から、小児の代理意思決定の困難さをしばしば指摘される。しかし、それまでの経験と思索を通して、私はむしろ代弁にこそ可能性があると感じ始めている。子どもにしてみれば、他者に託したからこそ叶ったという展開があるのではないだろうか。

代弁による代理意思決定は、子どもの意向や存在を捉えたその地点からの底上げ的な議論の積み重ねによってこそ、自己決定の枠を超え、社会の天井をも押し上げる潜在力を持つと考えられる。自己決定は自己の限界を超えられない。推定による代理意思決定も自己決定の越権はできない。他方、子どものための代弁には、白紙に絵を描くがごとく、その子だけの、その子のための価値の創成性、発展性が秘められている。もちろん、代弁者の価値判断に塗り替えられないよう、子どもに主眼を置くことを徹底しなければならない。これは厳しい道程である。しかしこのわずかな間隙とも、抜け穴とも言える突破口のようなものを、私は摑みかけた気がした。併せて、代弁のその唯一性と非決定性を強く認識した。そしてこれらが緩和ケアや医療そのものの役割について新しい視点をもたらしてくれることになるのであるが、まずはこの二つの特性について述べていく。

(4) 唯一性——新しい価値の創成

ヘルスケアに対する子どもの権利に関するＷＭＡオタワ宣言[*5]に、医療において必ず子どもの最善の利益が第一義に考慮されるべきである、とある。しかし多くの研究者らが議論を重ねた結果、子どもの最善の利益とは何か、唯一絶対の答えを探すことは事実上不可能であると結論づけられた(Gillam 2016)。そもそも、それは子ども本人にしかわかり得ない主観的なものであるのか、他者にも捉えうる客観的なものであるのかですら、議論は収束していない(Ross 2017)。

子どものいのちに関わる方針決定に際しては、答えの正しさを求めることを手放さなければならない。正解はある、としてしまうと他を否定せざるを得なくなる。無論、だからと言って、結局なんでもいいわけでは毛頭ない。それぞれの子どもにとっての唯一無二の真実があり、それは個別の探索の先に捉えることができるはずである。辿るべきプロセスはあるであろう。何よりも個別の判断に臨む相当の覚悟が必要である。先の二人の子どもの家族は、目の前の我が子の最善の唯一性からぶれなかった。いずれの家族も社会や医療での通例は察知していた。それでも、前者の家族は「我が子のいのちをつなぐ治療を諦める」ことの罪を、後者の家族は「さらなる医療を求める」重責を、あえて背負った。その覚悟や態度とは、単に親責任を果たす、親としての希望を叶えるといった、親役割を主体とした既存概念あるいは既存価値の成就ではない。我が子の最善とは何か、謙虚に、真摯に、他者との対話を通じ、一歩一歩模索した先の発露、辿り着いた先であったとしか言いようがない。先に述べた新規価値の創成である。

子どもの最善の利益の、その主観性と客観性の狭間、あるいは超えた先に普遍的な何かが立ち現れるまで、共に個々の模索の道を粛々と歩み続ける、それがもうひとかたの子どもの代弁者として私たち医療者に託された役割である。

（5）非決定性――何を決めえるのか

現代の医療は運命から選択の時代へ移行したと言われる（黒崎・野村編著、二〇一四）。現場にはさまざまな医療の選択肢が提示されることにより、結果を理想通りにコントロールできるという錯覚と、何がなんでも正しい選択をしなければならないという過剰な責任感が生じ、強い緊張状態がもたらされる。そんななか、選択・決定することを手放した両親がいた。

どうして最期だけ、わたしたちが決めなければならないのですか

わたしたちにはわかりません

子どもに残された時間がわずかと考えられたため、心停止した場合に心臓マッサージなどの蘇生処置を行うかどうかについて、両親に尋ねたときの母親の言葉である。これまでずっと、どんなに苦しく辛い治療でも提案されれば我が子のためにと受け入れてきたのに、なぜ最期だけ、自分たち親が決めなければならないのか、と問われた。言葉はなかった。わからない、と言った母親は、どちらがいいのか悩んでいたのではない。そんなことは決められない、と言ったのである。親にとり我が子の治療の決定といのちの決定には、解離があるのだということを突き付けられた。

そもそも子どもは、生まれてくること、それ自体を選べない。その後、生を受けて重篤な病態や障害を抱えて生きていくことも、ままならなさと共に在ることである。そして、死そのものも誰しもにとって避けることはできない。だとすれば、重篤な病態を抱える子どもの医療の方針を「決定する」とは、一体何を決定しようとしているのか、あるいは決定しえるのであろうか。それを把握せずに、私たちは家族に何を決めさせようとしていたのか。

でも、少なくとも私は出生前検査をした時点で、「きみよ、生まれてこい、私がありのままで受け止める」という態度はとらなかったんだな、ということは事実だった。後悔とか、後ろめたさとか、そういうのじゃないけれど、でもたしかに、それは点のような空白として、わたしのなかに残っている。

芥川賞作家が自身の妊娠出産について綴ったノンフィクション著書からの抜粋（川上、二〇一七）である。妊娠初期に出生前検査を受け、異常がないとわかった上で出産に臨んだ母親としての声である。この手触りの悪い気持ちをなぜ母親が負うのか。ここにも医療の選択といのちの選択の解離に気づき、生じた戸惑いが垣間見える。医療の方針選択が「人のいのちとはどのようにあるべきか」という医療の枠を超えた問いにすり替わっている。このカラクリは気づかれないまま、例えば障害を抱える子どもが生まれてきていいのか、いけないのか、生かしていいのか、いけないのか、とその決定が若い両親に委ねられている。この社会的態度について、いまいちど私たちは意識的でなければならない。社会へ開かれるべき問いが、一個人の問題かのように提示されていないか。個人に何を決定させようとしているのか。その個人がどこまで決定していいのか、決定できるのか。また問いの後に問いは続く。

先の日本小児科学会の話し合いのガイドラインについては、その非実践性・非具現性・非決定性を批判する声が聞かれる。しかしそもそも、子どものいのちの行方に関する話し合いについては、その辿るべき過程を示す以外、一律に決めることはできないのである。決定の責任や正解の所在をガイドラインに内在させず、子どもの最善の利益とは何かという問いを開いたままに置いたこと、決められることの限界を共有したことにこそ意義があるのではないか。

私たち小児医療者は、この唯一性と非決定性を携え、代理意思決定に臨まなければならないのである。そして同時に、社会に吹く風に立ち向かう道義的勇気も必要となる。

四　社会に吹く風

(1) アドバンス・ケア・プランニングという新しい風

成人領域でアドバンス・ケア・プランニング（ACP：Advance Care Planning）という新たな概念が現場を席巻し始めた。二〇一八年末に厚生労働省が、人生の最終段階の終末期にどのような医療やケアを受けるか事前に家族や医師などと話し合いを重ねる過程を指すＡＣＰについて、「人生会議」という愛称で呼ぶことを決め、関心も集めた。緩和ケア実践の大きな柱の一つである意思決定支援がより前面に押し出される形となった。元来、緩和ケアは、患者が残された大切な時間を"Where（どこで）"、"How（どのように）"過ごしたいか、に即し、切れ目のないケアの在り方を問うていた。加えてＡＣＰには、より価値的な議論を推進することにより"When（いつ）"つまり、生死のタイミングをも決定するようなメッセージが含まれたように思う。残された大切な人生の時間の過ごし方について、個人の希望や価値観が医療の方針に反映される重要性は緩和ケアの理念にも内包されるものであり、そのような対話の推奨について異論はない。しかし、小児領域にこのＡＣＰ概念がどのように馴染み得るのか、慎重な議論が必要である。

まず、自己決定が根幹にあるＡＣＰは、当然ながらそのままの形では小児医療現場に導入できない。多くの場合、他者決定に陥るからである。そして"Advance（事前）"に決めることも困難を極める。子どものいのちに関わる病態の種類は、がんだけにとどまらず非常に多岐にわたる。それぞれが辿る経過の軌跡は疾患により、また個人により多様かつ複雑であり、年余にわたることも少なくない。終末期を捉え難い。子どもたちはその重篤な病態と、多くの場合重度の障害の両方を抱えながら、行く先は見えないまま一日一日を必死に生き、道なき道を歩んでいる。このような子どもたちにとって、前もって何を決め得るのか曖昧である。そして何よりもACPが導入する価値的、主観的な尊厳ベースの語りが、小児医療現場にどのような影響をもたらしているか、見極めなければならない。以下、述べていく。

（２）医療化という力学に抗う

高齢化が進んだ社会において、死をもってしか尊厳が守れないのではないかと思わせているような社会・医療環境があり、そんななか、死が個人の自己決定の問題にされている、と指摘されている（安藤、二〇一九）。同感である。そしてこれは患者・家族のみの話ではない。医療者も、心からの誠意と善意から、患者の尊厳を守るために生死のタイミングを見計らうのが自らの責務と感じてしまい、その重荷を負ってしまっている。しかし、先の図を思い出してほしい。尊厳がないとされる状態が仮にあるとすれば、それは多くの場合、社会的あるいは能力的な価値基準によるものである。にもかかわらず、問題解決を医療の枠の内に取り込むことにより、その外的な価値判断を変えることなく、安易に、存在することのほうを侵そうとしていないであろうか。状態的な価値というものは、かくも存在することを脅かし得るのであろうか。だとすれば、いのちを他者に預けている子どもにとり、非常に危うい状況である。

子どもの最善の利益を求める議論は、概して理想論に陥りやすい。そして一旦価値的議論が先行すると、理想が叶わないのなら看取るべきか否かといった、帰結だけに焦点があてられた選択肢が論じられ始める。救命や苦痛緩和の可能性・経過の不確実性といった、いのちそのものに関わる医学的事実が見過ごされがちになる。すでにこの時点で、議論の場から、主体者である子ども自身の存在は抜け落ちている。先の項に鑑みれば、これは子どものいのちの代弁とは言い難い。

子どもにとっての最善を願うとき、その理想実現のすべてを医療が担うことはできない。重篤な病態や重度の障害を抱える子どもが生きることの意義を脅かすのも社会の価値観や見地であるが、だからこそ私は、あえて今一度、問いをその社会に開きたい。すべてを医療で完結しようとする「全医療化」とでも呼ぶべきこの位相の異なる力学に抗い、問い続けたい。

医療が人命を救おうと高度に発展した先に、過剰と批判されるような人間の尊厳を脅かす事態が生じたのだとしたら、極論すれば、それが医療の限界なのではないか。医療によって個人の尊厳を損ねてはいけないと考える、その謙虚さは重要である。しかし医療だけで人の尊厳を守ることができるわけではない。

尊厳という、人が人間であるからこそ求める概念を根拠に医療方針を決めるのであれば、尊厳がないなら医療に値しない、とするのではなく、個々の尊厳に値する医療とは何かを丁寧に問うていくべきであろう。尊厳概念について、私は専門家ではないので定義する適切な言葉を持たない。人間の尊厳といのちの関係についても、その連結性や両立性について、明言できない。しかし人は誰しも平等に尊厳を持つ存在であることは知っている。子どもたちが命がけで教えてくれたことである。その在り方は不平等な様態で、多様であるかもしれないが、どの状態なら、どの子どもなら、尊厳はある・ない、とされるようなものではない。尊厳は、目の前の子どもが生き、在る、その尊さに気づかせてくれる大切な概念でありながら、一旦それがある個人の状態の価値や在り方を表す形容詞として使われた時点で、いのちの排除の根拠とされかねない。

新型コロナウイルスが依然、変異しながら感染拡大し続けているように、この世は人間の及ぶ力の範囲外でただ動き続けている。医療は、目の前の人のいのちを守るべく、苦しみを癒すべく、できることを真摯に尽くすしかない。そこで守られた子どものいのちが大切に尊ばれ、慈しまれるために、その先は社会に託されている。ここに構築され得る医療と社会の信頼関係こそが、次の尊いいのちを、その尊厳を守るのではないであろうか。

（3）風のなかで踏みとどまる

難病、筋萎縮性側索硬化症（Amyotrophic lateral sclerosis：ALS）に冒された恩師モリー教授（Mo）とかつての教え子（Mi）の交流を描いたアメリカのベストセラーノンフィクションの一節（Albom 1997, 抜粋箇所は筆者訳）を紹介する。モリー教授は、病の進行により排泄のケアを家族に託さなければならなくなったことについて以下のように話す。

Mo: その日が来ているみたいだ。それで困っているんだ。
Mi: なぜ?
Mo:「依存」の究極の姿だからね、他人に尻を拭いてもらうっていうのは。
でも努力しているよ、なんとか楽しもうと思ってる。
Mi: 楽しむ?
Mo: そうさ、つまりは、また赤ちゃんになれるってことだからさ。

モリー教授は、高鳴っては岸辺で砕ける波もすべては大海の一部だという小話を心に留め、より大きな時空に身を委ねる境地に至り、社会的な価値観から見れば自身の尊厳が危ぶまれる事態においてもそれを楽しもうと模索した。機能を失うことや目に見える姿を失うことは、人がこの世に生きることに付随する避けがたい事実である。その事実を避けるために「生きる」ことそのものを諦める、とでも言えるような世間の態度から一線を画する、自由になる、一つの考え方として示唆的である。

自分らしく生ききる、その生きる姿勢とその先の死をもって尊厳を保つこと、その可能性と重要性は決して否定しない。私はここで、それがすべて医療の力によってのみ達成されるのではないことについて繰り返し考えたい。死が選択肢として一般化され、それを選ぶ根拠を医療上の自己決定に置く言い訳は、小児医療では通用しない。重篤な病態を抱える子どもたちは、最先端の医療の上に診断され、生まれ、生かされてきた子どもたちである。大人が幼いいのちの選択的中絶や延命治療中止を検討しているときも、この子たちは生まれたくないとも、生きていたくないとも言っていない。

社会には、医療という雲の下で自己決定が駆動する風が吹いている。個々の判断の積み重ねが、社会の在り方を形づくり、ある一定の方向に風が吹き始める。そして提示された選択肢を無批判に自身に内在化させてしまう常習と、ＳＮＳ上に発信される上滑りの情緒的に偏った共感が、この風を後押しする。その風を浴びて、次の大人がまた目の前の子どもについて価値判断を下す。この風のなかに置かれた子どもの声なき声を、どのように代弁し得るであろうか。

子どもに苦痛しかもたらさない、あるいはその子らしい家族との安寧な時間も取り上げてしまうような侵襲的な延命治療を、大人よがりに無理に続けることは避けなければならない。小児科医として、この判断を担い、子どもが持てるいのちを全うすることを見届け、看取る、その責務は重い。一方で、大人あるいは社会目線で障害やいのちの質といった価値的議論に終始し、そこにその子がいのちあって「生きる」ことの尊さや権利までも奪ってしまうこともあってはならない。子どもの代弁者として、私たちは責任と覚悟を持って、この風のなかで踏みとどまり、考え続けなければならない。

（4）共に在る者として

四ヶ月に及ぶ新生児集中治療室での闘病の末、危篤状態に陥った小さな赤ちゃんがいた。最期の蘇生処置の最中、両親をベッドサイドに招き入れた。私たち医療者は目の前のいのちを失うことに打ちのめされていた。その情景をおよそ二〇年後に振り返って母親が私に語った言葉である。

子どもの最期のとき、（中略）医者としての職業としての立場を超えて悲しんでいただいたことに、我が子が生きていた四ヶ月は、ただベッドに寝ていただけではなく、生きていたんだと、素晴らしい生き様なんだと思わせてもらいました

私たち医療者は、子どもが生きた証人である。子どもがそこに在った、生ききったことを証明する立場にある。私たちは、子どものその時々の「今」を共に存在した者として、ただそれだけで、子どもの尊厳を担っているのではないであろうか。

五　二〇二〇年　秋

（1）あらためて考える

緩和ケアは医療の焦点を、「克服すべき疾患」から「個人が生きる生」へと転換させた。その意義は計り知れない。これも踏まえ、またここまで重ねてきた問いを経て、私の中で棚上げしていた小児緩和ケアが、子どもたちのためにどのような役割を果たし得るか、あらためて考えてみたい。すると、いくつかの願いが道標のように浮かび上がってくる。

今後、小児緩和ケアの技術がさらに発展し、可能な限り、子どもの身体的・精神的苦痛が取り除かれること。様々な立場の仲間・家族との協働により、個別の厳しい議論に耐え得る土壌が耕されること。そこから子どもの内なる声が社会に届くこと。それにより、目の前の子どもにとり最も善い道が切り開かれること。この小児緩和ケアへの注力により、現場は躊躇なく子どもの救命・延命に専心し、そのいのちの先を社会に託せること。つまり、密室化した医療を、その枠を超え、社会へ開く役割である。

前に道はないが、一歩一歩あゆんだ後に道は残されていく。現場で丁寧に紡がれた個別解が織り重なり、これからも発展を続ける高度医療の進むべき方向が示されるであろう。多視的な議論が促され、医療という雲が払われ、社会の風の向きもが変わることを願って止まない。

（2）問いと希望

私の数々の精一杯の問いは、問いのままにしておきたい。解で閉じず、問いのまま、問いにならないものも含め、一人でも多くの方と分かち合いたい。この問いの共有こそが、現場の最前線から社会を見上げ、空へ風穴を開け、子どもたちの未来に光をもたらすと信じるからである。このたどたどしい模索のその先にこそ、すべての人々が、難病や障害を抱えようとも、多様な生を生きる希望の持てる社会が見えてくることを期待する。

　希望とは有形なものでも、手に触れられるものでもない。何らかの答えや結果とつながっているものでもない。それらを超えるものであり、未来そのものである。医療により、希望がもたらされるとしたら、それは医療の持てる力の限りを尽くすことから始まる。繰り返しになるが、ここで医療を尽くすとは、医療で全てを解決することではない。精一杯尽くしたその先、謙虚に、かつ誇りをもって手放す、託す、委ねる。それを受けて社会は、人々は、引き続き、その人の尊厳が守られ、尊ばれる社会、世界を創生していく。それが私の考える医療と、そして希望である。

(3) 謝辞

出会った全ての子どもたちとご家族、共に悩む医療者、そして一小児科医に貴重な発信の機会を与えてくださった編者の先生方に心より深謝いたします。

＊1　生命・医療倫理研究会有志（二〇二〇年、三月）「COVID-19の感染爆発時における人工呼吸器の配分を判断するプロセスについての提言」。http://square.umin.ac.jp/biomedicalethics/activities/ventilator_allocation.html（最終閲覧日：二〇二〇年八月二二日）

＊2　現代の緩和ケアは、一九七〇－一九八〇年代にシシリー・ソンダースが患者の全人的苦痛という概念を唱え、進化する科学と普遍的な人間愛を統合した全人的医療として、その基盤を築いた。一九八六年にＷＨＯにて緩和ケアの定義がなされた。同じ頃、イギリスでは重い病を抱える子どもとその家族を地域社会にて支える土壌が生まれ、一九八二年に世界で初めての子どものホスピスが設立された。日本緩和医療学会設立は一九九六年である。

＊3　重度の脳障害を抱える場合、状況に応じた呼吸調節を司る呼吸中枢の問題と、喉頭から気管を経て肺に至るまでの気道（空気の通路）の維持に関わる筋肉の制御ができないことによる末梢性の問題と、さらに嚥下障害、排痰障害、胸郭の変形など複合的な因子が関わり、呼吸障害が進行する。

＊4　「重篤な疾患を持つ子どもの医療をめぐる話し合いのガイドライン」公益社団法人　日本小児科学会公式ホームページ、ガイドライン・提言 http://www.jpeds.or.jp/modules/guidelines/index.php?content_id=31（最終閲覧日：二〇二〇年四月二三日）

＊5　ＷＭＡ総会（一九九八）「ヘルスケアに対する子どもの権利に関するＷＭＡオタワ宣言」より抜粋

参考文献

Albom M. (1997) *Tuesdays with Morrie : an old man, a young man, and life's greatest lesson*, Doubleday.（＝別宮貞徳訳、一九九八年、『モリー先生との火曜日』ＮＨＫ出版）

安藤泰至（二〇一九）『安楽死・尊厳死を語る前に知っておきたいこと』（岩波ブックレット、no. 1006）岩波書店。

Appelbaum PS., Grisso, T.(1988) "Assessing patients' capacities to consent to treatment," *N Engl J Med*, 319:1635-1638.

Botero N., Mézerac I., Ducard D., Caeymaex L.(2020) "What Motivates Parents to Continue a Pregnancy after a Life limiting Fetal Diagnosis a Qualitative Study of Parents.",***Advances in Pediatrics and Neonatal Care.***

Emanuel EJ., Persad G., Upshur R., Thome B., M.D., Parker M., Glickman A., Zhang C., Boyle C., Smith M., Phillips JP.(2020) "Fair Allocation of Scarce Medical Resources in the Time of Covid-19", ***The New England Journal of Medicine,*** 382 : 2049-2055 .

Gillam L. (2016) "The Zone of Parental Discretion: An Ethical Tool for Dealing with Disagreement Between Parents and Doctors about Medical Treatment for a Child", ***Clinical Ethics,*** 11 : 1-8.

川上未映子（二〇一七）『きみは赤ちゃん』文藝春秋。

小松美彦（二〇二〇）『【増補決定版】「自己決定権」という罠』現代書館。

黒崎剛・野村俊明編著（二〇一四）『生命倫理の教科書』ミネルヴァ書房。

Ross LF. (2017) "The Best Interest Standard, Same but Different Roles in Pediatric Bioethics and Child Rights frameworks", *Perspect Biol Med,* 60(2) : 186-197.

Sasazuki M., Sakai Y., Kira R., Toda N., Ichimiya Y., Akamine S., Torio M., Ishizaki Y., Sanefuji M., Narama M., Itai K., Hara T., Takada H., Kizawa Y., Ohga S..(2019) "Decision-making dilemmas of paediatricians: a qualitative study in Japan", ***BMJ Open.***　(https://bmjopen.bmj.com/content/9/8/e026579)

立岩慎也（二〇一八）『増補新版　人間の条件　そんなものない』新潮社。

第七章 文学で描かれてきた「よい死」——安楽死・尊厳死の拡大、浸透、定着のなかで

原 朱美

はじめに

日本では一九七〇年代の中葉から安楽死、九〇年代半ばからは尊厳死の言葉が拡がりはじめた。現在、それらの語は私たちの社会にすっかり定着し、その容認を望む声もしばしば聞かれる。今、なぜこれらの死に方が求められるのか。それは安楽死・尊厳死が「よい死」であるという認識が広く浸透しているからだろう。本稿では、一九七〇年代から半世紀弱の間に出版された介護と死をめぐる三つの文学作品を介して、私たちがこのような認識に至るまでの過程をたどっていく。具体的には、各作品に描かれた「よい死」の時系列的な変化と、安楽死・尊厳死の社会への浸透との関係性を探る。介護と死を主題とする文学作品は、体験記などでは描ききれない現実世界の問題を顕在化させて表してきた。そのため、それらの小説の検討を通し、一般的には個人の

問題とされている安楽死・尊厳死が、他者の排除にもかかわる概念であることを具体的な形で提示することができると思われるのだ。なお、本稿での「よい死」とは、「苦痛のない安らかな死」と捉える。

そこで、まず、一九七〇年代以降に書かれた介護と死の周辺を描く文学の全体像を押さえつつ、本稿で検討する三つの小説を紹介していこう。七〇年代からの約三〇年は、当該分野を扱った作品が少なく、次節以下で分析する予定の長編二作が代表的なものとなる。一つは、一九七二年に出版され、二〇〇万部超を売りあげた有吉佐和子の『恍惚の人』だ。「痴呆老人」の介護を描いたこの小説は社会に大きな影響を与え、七三年には東京都で初の「痴呆老人の実態調査」が行われた。そしてなにより、本作は安楽死・尊厳死という言説が拡がろうとしていた時代に先がけて出版されている。これを考察の起点とすることで、その後に著された小説の死の描写の変化が顕著に捉えられるだろう。

『恍惚の人』に続いて検討する作品は、一九九五年に発表された佐江衆一の『黄落』である。本作は、還暦を迎える息子が、妻とともに老親二人を介護する物語だ。語り手が息子、つまり男が介護を語るという、当時としては斬新な設定も手伝って反響を集め、ドゥマゴ文学賞を受賞した。また、女優の北林谷栄を老母役に、舞台化もされた。一九九〇年代は尊厳死概念が社会に浸透してきた時代でもある。物語中盤での母の死の描写が、『恍惚の人』が書かれた七〇年代とどのように異なるのかを注意して見ていく必要があろう。

今世紀に入り、特に二〇一〇年代以降は、介護が描かれるなかで直接的、間接的に尊厳死がかかわってくる小説が増加する。たとえば、水村美苗『母の遺産——新聞小説』（二〇一二）、葉真中顕『ロスト・ケア』（二〇一三）、中島京子『長いお別れ』（二〇一五）、羽田圭介『スクラップ・アンド・ビルド』（二〇一五）などである。これらのなかから、人々の関心をもっとも集めた作品として羽田の『スクラップ・アンド・ビルド』を、『恍惚の人』と『黄落』に続く検討対象とする。二〇一五年に芥川賞を受賞したこの短編は、二八歳の孫が、早くお迎えがきてほしいとぼやく米寿間近の祖父に対し、過剰な介護を施して弱らせることで「尊厳死」に導こうとする、なんとも強引な展開の物語である。発表の翌年にはＮＨＫでドラマ化もされ、柄本佑が孫役を演じた。二〇一五年と言えば、尊厳死という言葉はすでに私たちの社会に定着していた。尊厳死をめぐる孫と祖父の〝闘い〟が描かれた本作がどう読まれたかを見ることで、現代社会と尊厳死との関係が浮き彫りになるだろう。また、この『スクラップ・アンド・ビルド』以後の状況として、古市憲寿『平成くん、さようなら』（二〇一八）、日本尊厳死協会副理事長の長尾和宏による『小説「安楽死特区」』（二〇一九）、楡周平『終の盟約』（二〇二〇）、南杏子『いのちの停車場』（二〇二〇）など、近年は特に、尊厳死ではなく、安楽死をテーマとした小説の発表が相次いでいることをつけ加えておく。

なお、ここまでの文学作品の紹介で安楽死と尊厳死の語を使い分けたのは、両概念をめぐる日本の錯綜した状況を反映させてのことである（二四七頁参照）。両者は学問的には相違があるのだが、その説明は割愛する。本稿で重要なのは語の使い分け自体ではなく、「よい死」を表す語が、時代に応じ安楽死と尊厳死とのあいだで変化してきたという事実である。

以下では、『恍惚の人』、『黄落』、『スクラップ・アンド・ビルド』で描かれる生と死を検討していく。論述は次のように進める。第一節では、現代の「よい死」という概念を確認したのち、三作品の死の描写がすべて「悪い生」に対置された「よい死」であることを指摘する。第二節では、作品中の「よい死」への願望が時代の経過とともに高まる様子を見ていく。同時に、この変化と安楽死・尊厳死の実社会への浸透との連関を考える。第三節では、それまでの検討をもとに安楽死・尊厳死が抱える排除の論理について論じたのち、「よい死」をめぐる現実の状況を考察する。

一　「悪い生」に対置された「よい死」——三つの作品における死の表象

(1)「よい死」とは

安楽死は、他者に対し安楽な死をもたらすという意味で使用されるが、もとはそのギリシャ語源である「善き死」(euthanatos)、つまり、自分自身が安らかな死を迎えることを意味していた。このギリシャ語源の「安らかな死」が、本来の意味での「よい死」を表すものであった。その後、西欧における「よい死」とは、瀕死者・周囲の者たち・聖職者が、キリスト教の信仰と慣習に従って相互にかかわりながら迎えていたものだった。だが、このような儀式としての死は、社会の世俗化とともに人々の信仰心が薄れ、医学の発達により瀕死者が主役の座を奪われたことで廃れてゆく（アリエス、一九八三、二〇七－二二〇頁）。結果、現代の私たちは、元来の意味での「よい死」を想起することが難しくなってしまった。

他方、日本で「よい死」に対応するのは仏教由来の「大往生」であろう。小学館の『日本国語大辞典』でこの語を引くと「臨終にさいして苦痛や心の乱れがない、安らかな死」と説明されているが、西洋の場合と同様、仏教的な信心を失い、死をめぐる状況も大きく変化した現在の日本で、私たちはきわめて曖昧にしか大往生を思い描くことができない。それゆえ現代の大往生はどのようにも解釈されえる。たとえば二〇〇六年に発覚した射水市民病院の人工呼吸器取り外し事件では、死亡した患者の家族が「大往生だったと思っている」（『朝日新聞』二〇〇六年八月四日）と発言するなど、本来は大往生を使うのにふさわしくないような場面でも用いられている。現在の使われ方と本来の意味とにズレが生じているのだ。よって、西洋的な文脈での「よい死」も、日本でそれに該当する「大往生」も、現代では誰もが共通の認識を持つ語として存在しているわけではないと言えるだろう。

では、このような状況で私たちはいかにして「よい死」や「大往生」を思い描くのか。哲学が専門の鶴田博之によれば、「よい死」は、私たちの意識のなかで「悪い生」に対立するものとしてイメージされているという。つまり、「悪しき生」を拒否して求められるべきものとして「良き死」がある」（鶴田、一九九六、二〇四頁）というのだ。鶴田は安楽死・尊厳死をめぐる議論のなかでこのことに言及しており、そこでの「良き死」とは安楽死・尊厳死を指す。ただし本稿で扱う文学では、安楽死・尊厳死概念が作中に導入される以前から、「よい死」（「良き死」）は「悪い生」（「悪しき生」）に対置されて表現されていた。これらを念頭におき、次項では三小説における死の表象を確認したのち、「悪い生」に対立する「よい死」という描写の観点から考察を加える。なお、今後は「よい死」≒「大往生」と考える。

(2)「悪い生」に対置された「よい死」——三つの作品における死の表象

『恍惚の人』(一九七二)

本作は、仕事を持つ四十代の主婦、立花昭子が、姑の突然死の後に残された八十代の舅、茂造を介護する小説である。冒頭、昭子は離れに住む姑が死んでいるのを発見する。きっかけは、舅が、外出着のまま玄関先で倒れている妻を見ても事態を把握できず、空腹を訴えて息子宅を訪ねたことだった。こうして茂造の「耄碌《もうろく》」(五九頁)が、昭子やその夫、信利の眼の前に突きつけられた。茂造には徘徊や排泄障害なども見られ、物語とともにそれらの症状も進行する。そんな父に未来の自分の姿を重ねる信利は、「親爺を身近に眺めていると僕の躰からまるで蟇《がま》の油が浸み出るような気がする」(一〇六頁)と不機嫌になる。昭子も、舅の老耄《ろうもう》を人生の行く手に待ちうける「絶望」(二五六頁)だと思わずにいられない。

耄碌した茂造に対する息子夫婦の反応がこのように描かれる一方、亡き姑は対照的に語られる。彼女の突然死は、誰にも迷惑をかけない「理想的な死に方」(六〇頁)と受け止められ、登場人物たちは口々にその死に「あやかりたい」（同頁）と言う。このように『恍惚の人』では、痴呆状態となった茂造の姿と姑の理想的な死が対比され、後者に対して周囲から羨望の眼差しが注がれる。

『黄落』（一九九五）

本作は、還暦を迎える語り手の「私」とその妻が、近所に住む私の老親の介護にあたる物語である。大腿骨骨折で入院していた母が退院したが、ほどなく、夜間の徘徊や父の首を絞めるなどの「まだらボケ」（一八六頁）の症状が出はじめる。そこで私は仕方なく母の両手をベッドに縛りつけ、こんな状態では「母も長く生きたくはないだろう」（二一七頁）と思う。その母が食事を摂らなくなった。これもボケの症状かと訝《いぶか》る私だったが、母が言ったという言葉を妻から聞き、母が自らの意思で食事を拒否して死のうとしていると確信する。そして、それを肯定的に受け止める。母はそのまま死ぬのだが、息子は、「母は死に方まで教えてくれた」（二六八頁）と、その「自死」（二二三頁）（『大辞泉』によれば、自死は「意思的な死を非道徳的・反社会的行為として責めないで言う語」）を賛美する。

母へのこの想いとは逆に、父は「私にとって老醜をさらす一人の男である」（三五五頁）。母の死後、介護施設で知りあった老婆を訪ねたいと訴える父に、息子は嫌悪感を隠せない。このことをめぐってさまざま起こり、私は父の「死んでお詫びをする」（三四三頁）との言葉を聞くが、母のように自死することは「意気地のない父には出来ないだろう」（三四五頁）と結論づける。『黄落』

ではこのように、老いて醜い存在の父に対置された母の自死が、息子の手本とすべき死として称賛される。同時に、まだらボケとなった母の生も、当人の潔い死と対置される。

『スクラップ・アンド・ビルド』（二〇一五）

本作は、就職活動中の二八歳の健斗が、米寿を迎えようとする祖父の「尊厳死」の達成に拘泥してゆく短編である。健斗の母に引きとられる形で三年前から同居している祖父は、ことあるごとに「もうじいちゃんは死んだらいい」（一五頁）などの言葉を繰り返している。ある日健斗は、祖父の「死にたい、というぼやきを、言葉どおりに理解する真摯な態度が欠けていた」（一八頁）自分に気づき、「究極の自発的尊厳死を追い求める老人の手助け」（一九頁）をしようと決める。彼自身も、「祖父の尊厳死願望を確認すべく〔…〕ベッドに仰向けになる。〔…〕この閉塞感が生きている間中ずっと続くのか。こんなに辛いのなら、祖父が早く死にたがっていることに間違いはない」（八五－八六頁）と思うのだった。

「過剰な足し算の介護」（三四頁）によって祖父を弱らせ、尊厳死の実現をめざしていた健斗だったが、物語終盤での、風呂場で祖父が溺れかけるという事件を通して、じつは祖父が「生にしがみついている」（一四三頁）ことを、したがって「自分は、大きな思い違いをしていた」（同頁）ことをようやく悟ったのである。この小説では誰も死なない。だが、閉塞感しかない祖父の生を終了させるため、孫によって尊厳死が目論まれる様子が描かれている。つまり、閉塞感のみの生に対比された尊厳死という構図を見出すことができる。

以上、三作品における生と死の描写を概観した。ここに共通するのは、各小説で取り上げられた死が、特定の生者、すなわち『恍惚の人』の昭子、『黄落』の「私」、『スクラップ・アンド・ビルド』の健斗の視点から見た「よい死」として描かれている点である。しかもこの「よい死」は、各物語の「悪い生」に対置されている。なるほど、小説内では「よい死」という語は用いられない。だが、各作品で表された「理想の死」（『恍惚の人』）、「手本としての死」（『黄落』）、「尊厳死」（『スクラップ・アンド・ビルド』）は、それぞれに対応する「耄碌した茂造の生」、「老醜を晒す父の生・まだらボケ状態の母の生」、「閉塞感しかない祖父の生」と同じ世界で語られることにより、「よい死」として相対化されると言えよう。

しかし、これらの死は本当に「よい死」だったのだろうか。『恍惚の人』では、姑の死に対し登場人物たちが讃辞を惜しまないが、これは突然死である。寒い冬、玄関先で倒れたのに夫には寝ていると思われ、半日放置されたのだ。あるいは、絶命するまで苦しんだかもしれない。このような死に方が理想的な死と見なされるのは、耄碌した茂造の姿が描かれるからにほかならない。『黄落』の母の死も決して「よい死」に方ではない。普通は、家族に自殺されたらやりきれないだろう。自らが手本とすべき死としてそれを賛美できるのは、語り手に、父の老いと、痴呆症状が出てからの母の生に対する強烈な否定があるためだ。『スクラップ・アンド・ビルド』では祖父の尊厳死がめざされるが、この語は孫の健斗によって持ちだされ、祖父は一度もそれを口にしていない。本当は死にたくない祖父にしてみれば、いかなる死に方であれ「よい死」であるはずがないだろう。にもかかわらず尊厳死が志向され、物語が破綻を来さずに進むのは、尊厳死が「よい死」であるという認識が、健斗に、またおそらく読者にも、すでに確立されているからだと思われる。

すなわち、ここでは、それがどのような死であっても「よい死」に見せようとする操作が行われているのだ。小説だからそれは当然であるかもしれない。しかし、これまでも文学は、その表象によって社会に影響を与えてきたと同時に、社会が抱える欲望や期待も具現化して表してきた。つまり両者は、双方向で作用しあってきたのである。この点に鑑みれば、異なる時代に発表された三作品に共通して描かれる「よい死」の表象こそ、現実世界における私たちの死をめぐる願望の投影でもあると言えよう。その願望の極みが、先に鶴田も言及していた「良き死」（「よい死」）としての安楽死・尊厳死という言説ではないか。

次節では、この安楽死・尊厳死言説が、ここ半世紀近くでいかにして社会に浸透してきたのかを、三小説における「よい死」の表象の時系列的な変化をたどることで見ていこう。

二　三作品における「よい死」の表象の変遷と安楽死・尊厳死とのかかわり

（1）安楽死願望を喚起した『恍惚の人』

作者の意図とポックリ信仰ブーム

前節で見たように、『恍惚の人』（一九七二）では姑の突然死が理想の死に方＝「よい死」として描かれるが、これが不可抗力によるものという認識は登場人物に共有されている。たとえば嫁の昭子は、姑の死に方を「誰でもが真似できるものではない」（八四頁）と、手の届きがたいものとして捉えている。物語中盤で、ある老爺が囲碁の最中に突然死んだときも、居合わせた者は「羨ましい」（一九四頁）と言いあう。この感情も、彼らが自身の死に方については未知であるからこそ抱くものだろう。よって、本作における「よい死」とは、いまだ人間が操作できる領域としては把握されていない。

くわえて、本作の「よい死」はきわめてあっさりとしか描かれていない。その理由は、作者の関心が死そのものにではなく、生きている人間にあったからだ。評論家の平野謙との対談で、有吉は、「老人問題」を「私たちの問題」として考えることの重要性を訴え、同時に、本作を書くために敬老会館や当時の厚生省などへの取材を行ったことも明かしている（有吉・平野、一九七二、一五頁）。つまり『恍惚の人』には、老人問題を社会の課題として捉える端緒としたいという作者の思いが込められていた。それを考えるための具体例が茂造の生だったのである。そのため、作中では耄碌した彼の様子が詳細に描かれる。だが、特に中高年の読者は、排泄物を畳に塗りつける茂造の姿に衝撃を受け、彼に自身の将来の姿を重ねてしまった。前述の対談における平野の、「老人問題がテーマだから、ぼくみたいな年寄りには客観的に判断することがとてもむずかしい」（一二頁）という第一声がこれを物語っている。読者にとって有吉の作品世界は、社会の課題というよりは、リアルな不安感を掻き立てる自身の問題として迫ってきたのだろう。

その反応がポックリ信仰の流行だった。この信仰は「苦しむことなく、突然しかも安楽に死ねるように願う神仏祈願」（『日本民族大辞典』）を指すが、『恍惚の人』が痴呆の茂造と姑の突然死を対照的に描いたことで突如ブームとなり、奈良の吉田寺や阿日寺などの、いわゆるポックリ寺への参拝者が激増した。小説では姑の「よい死」が羨望されるのみであったが、実社会ではそれを仏に祈るために寺に赴くという行為が実践されたのである。

安楽死の意味の変化と『恍惚の人』との関係

ポックリ信仰ブームはメディアでも報じられた。一九七二年一一月四日の朝日新聞は『恍惚の人』を引き、ポックリ寺に参拝しても「ご本尊が、安楽死を約束してくれるわけではない」のに、老人が祈らずにはいられない福祉の貧しさを指摘する。その九ヶ月後の毎日新聞は、茂造が排泄物を畳に塗る場面を引用したのち、高齢人口の増加に対する国の政策に疑問を呈し、「〝ポックリ信仰〟とともに、医学、社会学、法律家の間でも、安楽死問題が真剣に議論され始めている」（一九七三年八月二八日）と結んだ。ここで気になるのは、二つの記事の安楽死という語の使用である。本作の影響によるポックリ信仰の流行は確認した。また、この信仰が「安楽に死ねるように願う神仏祈願」であることもその定義から明らかだ。だが、ポックリ信仰と安楽死とが同時に語られるとき、相互の関係はいかなるものなのだろうか。

両記事を比較してみたい。一九七二年一一月の朝日新聞での安楽死の語は、本来のポックリ信仰で言われてきた、安らかな死を仏に祈るという意味での使用だろう。他方、七三年八月の毎日新聞で言及された安楽死は、もはや仏への信仰としてではなく、現世の人間が議論すべき「問題」として捉えられている。これはどういうことなのか。じつはこの毎日新聞の記事が書かれる約一年前から、安楽死法制化運動が始まっていた。先導者は、のちに日本安楽死協会を設立（一九七六年）する太田典礼である。彼は一九七二年、その名も『安楽死』という編著書を出版し、安楽死への道が開かれるようにと望む高齢者（太田が一九六〇年代末に設立した「葬式を改革する会」の会員）の投書を引用するなどして、権利としての安楽死問題を提起した（太田、一九七二、二四六－二四九頁）。『恍惚の人』は、太田がこのような活動を活発化させたのと同時期に発表されたのである。先述のとおり、有吉の目的は高齢化問題を社会に問うことだった。だが、空前のベストセラーとなったこの小説は、痴呆という「悪い生」への嫌悪と、そうなる前に突然迎える「よい死」に対する読者の羨望の感情を刺激した。それがポックリ信仰ブームを生む。当初人々は、「よい死」をひたすら祈願しただけなのだろう。前記の朝日新聞でも安楽死を約束するのはあくまでも仏だった。だが、同時期に社会的な安楽死法制化運動も展開しており、前述の毎日新聞に代表される報道などを介して、ポックリ信仰が権利としての安楽死運動に取り込まれていったのではないか。現に一九七〇年代後半になると、ポックリ寺に詣でる高齢者の九割が、寝たきりになって医学で生かされるよりは「安楽死させてほしい」と考えている、との調査結果も出てきた（『朝日新聞』

一九七八年三月六日）（以上のことについては本書第一章第一節も参照）。

『恍惚の人』の「よい死」は人為的操作が可能なものとしては描かれていない。だが、結果的に本作は、安楽死という死の操作の願望を人々に抱かせる契機となったのである。では、本作から二三年後の一九九五年に発表された『黄落』では、死をめぐる願望はどのように描かれているのだろうか。

（2）尊厳死願望の顕現としての『黄落』母の死に対する疑問

『黄落』は、還暦を迎える語り手の「私」とその妻による老親介護の物語である。山場は物語中盤での母の死だ。私は、「まだらボケ」の症状が現れた母が「悪い生」を終わらせるために「自死」した、と敬意を込めて語る。そう思う根拠は、食事に手をつけていないのに母が「ご馳走さま」を述べ、続けて「わたし、お芝居が上手でしょ？」（二二一頁）と言った、と妻から報告を受けたからだ。つまり語り手は、自分が直接には聞いてもいない母の言葉に、食事を摂れないのではなく意図的に摂らない、という母の死の意思を見出したのである。そして、この母の発言から死までの二週間弱の経過を断片的にしか語らない一方で、「母さんの邪魔はしないさ」（二二三頁）、「母が上手にお芝居をして自分から死のうとしている」（二二七頁）など、母の意思を強調する語りを繰り返すのだ。

読者としてはここである疑念が湧いてくる。これは本当に自死なのか。あるいは、母は衰弱によって食べられなくなり死を迎えたのではないか、と。だが息子にとっては母が自分で死を選んだことが何よりも重要だった。母の死を自死だと信じ、それを「よい死」として語ることが必要だったのだ。その理由を探るため、以下では作者について見ていこう。

尊厳死願望の顕現

『恍惚の人』を執筆するにあたり、有吉は三十代半ばから六年かけて老年学を学んだ（有吉・平野、一九七二、一二一－一三頁）。対して『黄落』は、作者の佐江が還暦を迎えようという時期に経験した老親介護をもとにして描いた私小説である。一九九五年の本作発表後、取材を受けた佐江は母の「自死」を以下のように語った。「ぼけに気付いて、このままではみじめになるばかりだと考えたんでしょうね。自らの人生を自分で終えようと思ったんだと思います。〔…〕極端に言えば、おふくろの尊厳死に協力したのかもしれませんね」（『毎日新聞』一九九五年九月一三日）。この尊厳死という語に注意したい。『恍惚の人』が刊行された七〇年代に注目されたのは権利としての安楽死運動であったが、佐江は安楽死という語は使っていない。これには、一九八三年の日本安楽死協会から日本尊厳死協会への名称変更にともなって、消極的安楽死（延命治療の不開始や中止）を尊厳死と呼ぶ協会独自の解釈がメディアを通じて一般化してきていた、という背景があることだけを記しておく。

佐江は、母の死（おそらく一九九二年）のだいぶ前からこの尊厳死に関心を寄せていたようだ。一九八八年一二月一六日に掲載された日経新聞のコラムがそれを示唆している。「ボケ老人になって、人間らしい意志を失ってなお生かされる恐怖がある。そこで、尊厳死の問題がクローズアップされてくる。〔…〕リビング・ウィル運動がさかんになっているのも、自分の死は延命治療に任せたくないからだ。そのためには、およそ左のような意志〔＊引用者註：コラムの最後に載せた文言〕を明確にしておく必要がある」。以下、「生者の意志」と題された文言が続く。この文言の出典は明かされないものの、日本尊厳死協会の前身である日本安楽死協会が、設立時（一九七六年）に公開したリビング・ウィルにその内容が酷似している。リビング・ウィルとは、延命治療を拒否する旨を医療者に伝えるための指示書であり、日本尊厳死協会は、八三年の協会の名称変更前から一貫してこのリビング・ウィルをもとにした安楽死・尊厳死の普及運動を行ってきたのだった。佐江が協会員だという裏づけはないが、八〇年代末までには同協会が啓蒙する尊厳死に強く傾倒していたことは確かだろう。

『黄落』は私小説である。したがって、このような作者の信条は作品にも反映されよう。ボケた状態に嫌悪を抱き、そうなってはもはや人間としての価値がないと見る作者だからこそ、『黄落』の母の最期を描く際には、ボケたまま逝かせたくなかったのではないか。だからこそ、その死は自発的な意思によるものでなくてはならなかった。重要なのは、この母が実際にどのような死に方をしたかではない。そうではなく、母の死に対し『黄落』では「自死」が、そして小説の上梓後には「尊厳死」が、あとから意味づけられたことである。母の死はこのような仕方で、「よい死」へと操作されたと言えるだろう。

一九七二年の『恍惚の人』に描かれた茂造の「悪い生」は社会に衝撃を与え、こんな姿になるのなら安楽死させてほしい、という声を生み出す一つの端緒となった。だが、約四半世紀後の一九九〇年代には、「安楽死を望む」ではなく、絶食によって「死を選ぶ」という、より自発的な方法が『黄落』で提示されたのだ。尊厳死という呼称こそ小説中には見出せないものの、本人の意思が何よりも強調される尊厳死議論の中核が「よい死」として『黄落』に表されたのである。『黄落』の母の死の描写に対しては、上野千鶴子（佐江・上野、一九九六、一八九頁）を除いては批判の声は聞こえなかった。それどころか、母の自死に共感した女優、北林谷栄による脚本・主演の舞台版『黄落』が上演され、好意的に評された（『毎日新聞』一九九七年一二月一日など）。一九九〇年代は、八〇年代末の昭和天皇の闘病報道と死が契機となり、日本尊厳死協会の会員数が激増した時代である。そのような社会の風潮が、『黄落』の母による、自ら選んだ死という描写への肯定的な反応として現れているのではないか。

では、さらに二〇年経った二一世紀には、尊厳死とそれを欲する願望はいかに描写されているのだろう。二〇一五年に芥川賞を受賞した『スクラップ・アンド・ビルド』を題材に検討したい。

（3）尊厳死と現代社会の関係を映しだす『スクラップ・アンド・ビルド』

尊厳死願望の暴走

『スクラップ・アンド・ビルド』では、「悪い生」に対置された「よい死」の描かれ方が先の二作とは異なる。『恍惚の人』では、茂造の「悪い生」に対置されたのは、冒頭で突然死した姑の「よい死」だった。『黄落』でも、父の「悪い生」と対比されるのは、物語半ばで逝った母の「よい死」である。また本作では、まだらボケとなった母の「悪い生」も母自身の「よい死」に対置されるが、その内実は、母に訪れた死に対して、作者が後から「よい死」と意味づけたのだった。

他方『スクラップ・アンド・ビルド』では、ある人の「悪い生」は当人の「よい死」によって終わらせるべきとの認識のもと、祖父の閉塞感しかない生に対する解決策として、祖父自身の「自発的尊厳死」が志向される。しかもそれを目論むのは、先述したように、孫の健斗である。祖父は一度も「尊厳死」を口にしていないし、「終末期」（一九頁）でもない。健斗は、祖父が連発する「もうじいちゃんは死んだらいい」などの言葉を字義通りに受けとり、そこに祖父の死の意志（本作では「意思」ではなく、「意志」が使われている）を見出し、それを「尊厳死」と呼び変えているのである。以後、祖父のこれらの言葉を拠りどころに、「過剰な足し算の介護」による「尊厳死アシスト」（一二九頁）に執着していく。最終盤、入浴介助をしていた健斗がトイレに立った隙に、浅く張られた湯で祖父が溺れかけてはじめて、彼は、自分が「究極の尊厳死をかなえてやろうとする親切心とも異なる熱につきうごかされ」（一四三頁）ていたことに、さらに、祖父が「生にしがみついている」（同頁）ことにも気づいたのだった。健斗がようやく自覚したこの「親切心とも異なる熱」とは何か。それは、「ただ生き長らえている状態」（七九頁）で「未来のない」（一一二頁）祖父を穏やかな死に向かわせたい、という強烈な願望だったのではないか。この願望は、祖父の意志の尊重という善意にもとづいた大いなるまやかし、すなわち尊厳死という概念を隠れ蓑としながら、彼自身がその願望によって制御不能となる直前まで肥大したと言えるだろう。

では、このような本作は、読者や評者にいかに受けとめられたのだろうか。これを検討することによって、現代社会と尊厳死との関係を見てゆこう。

尊厳死と現代社会の関係

『スクラップ・アンド・ビルド』は二〇一五年上半期の芥川賞を受賞した。先に確認したように、本作では孫が、「自発的尊厳死」や「究極の尊厳死」など、さまざまな修飾語をつけて尊厳死という言葉を連呼する。つまり、この語は本作における重要なキーワードの一つだと考えられる。ところが、九名の選考委員のうち尊厳死について言及したのは堀江敏幸のみであり、その堀江も、尊厳死の内実や誰がそれを主張しているのかについては問うていない（芥川賞選評、二〇一五、二九〇－二九九頁）。全国紙各紙や主要文芸誌の書評も、ほぼ同様である。

そのようなか、松田繁郎は、「健斗が祖父の自己決定権すら飛び越えて、「尊厳死」願望を成就させたいと勘違いするのは、相当な飛躍がある」（松田、二〇一六、一四六頁）と、尊厳死が祖父の意志によらないことを指摘した。しかし、健斗に「勘違い」をさせた要因の見極めには至っておらず、彼のこの誤解を「不謹慎ながら、可笑しくもある」（同頁）と捉えるに留まる。他方、市川真人は、大真面目に思い違いをした健斗の姿は「滑稽に映る」だけでなく、「「苦痛や恐怖心さえない穏やかな死」を祖父が迎える手伝いを決意する姿には、隠せぬ悪意も感じるはずだ」、と核心をつく（『日経新聞』二〇一五年八月二三日）。だが市川も、健斗が言う尊厳死という語についてはいっさい触れず、祖父の「死にたい、というぼやき」が、孫により「尊厳死願望」へと転換されていることが不問とされている。

ここで肝心なのは、「尊厳死」という語を持ち出したからこそ、健斗は、自身の奥底に潜む「悪意」に無自覚のまま、祖父の死を推進する方向へとがむしゃらに向かっていけたということではないか。尊厳死という言葉こそが、健斗に、悪意を善意として「勘違い」させる装置として作用したのではないだろうか。健斗が繰り返す「尊厳死」の語をただの「死」に読み替えてみることで、このことが確認できるだろう。

細心の注意を払って受賞作を読んでいるはずの選考委員、また、読者の代表たる新聞や主要文芸誌の書評者たちが、本作に描かれた「尊厳死」をめぐる矛盾や違和感についてほとんど言及していない。このような事実こそ、尊厳死がきわめてよいイメージをともなって私たちの社会に深く浸透してしまっていることの、それゆえに、批判の対象ですらないことの証左ではないか。それは同時に、『スクラップ・アンド・ビルド』の健斗がそうであったように、尊厳死という「よい死」

の言説の裏に隠れた、自己の死どころか他者の死をも操作したいという願望が、そうとは気づかぬまま私たちのなかで肥大しているという証でもあろう。

三　安楽死・尊厳死の論理――そして、私たちはどこへ向かうのか

前節では、一九七二年以降、約二〇年間隔で刊行された三作品における「よい死」の表象の変遷を確認した。すなわち、「よい死」は、単に「悪い生」と対比されたものとしての描写では収まらなくなってきた。「よい死」への欲求が時代とともに増大してきたのである。結果、鶴田が指摘していたように（第一節）、「よい死」とは「悪しき生」を拒否して求められるべきもの」となった。重要な点は、上記の変化が、私たちの社会が抱える「よい死」への願望の高まりの投影でもあること、しかもそれが、ここ半世紀にわたる安楽死・尊厳死の推進と並行しながら増大してきたということだ。では、このような事態の変化に深くかかわっている安楽死・尊厳死とは、結局どのような論理によって成立しているのだろうか。小説における視点や語りに関連づけて考えてみよう。

三作品において「悪い生」に対置された「よい死」を語る者は、じつは「悪い生」を生きている者でも、「よい死」を迎えた（迎える）者でもない。『恍惚の人』の昭子、『黄落』の「私」、そして『スクラップ・アンド・ビルド』の健斗は、「悪い生」を生きる者や「よい死」を迎えた（迎える）者に対して外側から視点を当て、彼らの生死の価値を評価し、それをもとに自身の将来に

ついて語る。さらに、その内容は時代とともに変化する。舅に将来の自分の姿を映し、「こうなるのは嫌だなあとつくづく思った」（一五〇頁）と述べる『恍惚の人』の昭子の語りは、「悪い生」を嫌悪する心情の吐露に留まっていた。だが『黄落』では、「最後はおばあちゃまのようにすればいい」（三六三頁）と、母の自死を肯定的に評価すると同時に、将来の自分の死に対する意思をも表明する語りとなる。『スクラップ・アンド・ビルド』の健斗に至っては、「老人を尊厳死させる革命戦士たる自分がいつか老人になってしまい白い壁や天井を眺めるくらいしかやることがなくなったとき、もっと若い世代が穏やかに殺しに来てくれれば本望だ」（八八‐八九頁）とさえ言う。彼の射程は祖父のみならず高齢者一般にまでおよび、そのうえで、今の老人と、老人と化した未来の自分とが等値され、「尊厳死」という「穏やか〔な〕殺し」の装置によって両者とも廃棄されることが是とされる。

私たちの社会における安楽死・尊厳死議論もまた、前記の語りと類似の構図で展開されてきたのではないだろうか。私たちは、「将来の私」の「悪い生」（認知症など）を想定して嫌悪し、それを避けるために安楽死や尊厳死を叫ぶ。これは個人の問題であり、誰にも迷惑をかけるものではない、むしろ誰にも迷惑をかけないために、安楽死なり尊厳死なりで死にたいと訴える。つまり、ここに他者はまったくかかわっていないと考えている。だが、前述した小説の語りを聞けばわかるように、安楽死・尊厳死を主張するとき、私たちは同時に、他者の生死の価値も評価せざるをえない。安楽死・尊厳死という言説はその構造として、自ら「よい死」を選んだ者、あるいは選ぼうとする者を肯定的に評価する一方で、「悪い生」を生きている者を切り捨てる思考の上にしか成立しえない。安楽死・尊厳死はそれがいかなる方法で達成されるのであれ、このような排除の論理を内包せざるをえない概念なのである。

　問題は、前記のような自己と他者にかかわる私たちの死をめぐる願望が、権力の関係のなかで、「悪い生」を生きる者の排除に巧みに取り込まれ、利用されてしまうことだ。フーコーは「言説は権力を運び、産出する」（フーコー、一九八六、一三〇頁）と言った。安楽死・尊厳死を「よい死」と信じ、それを支持する私たちの半世紀近くにおよぶ語りの積み重ねによって、『恍惚の人』の茂造、『黄落』の父母、『スクラップ・アンド・ビルド』の祖父などに代表される、語れない人々や語りを与えられない人々が生きにくい社会が形成されてきたのである。

　さらに危惧されるのは、このような社会が向かう先だ。前節での『スクラップ・アンド・ビルド』の読まれ方の検討から浮かび上がってきたように、私たちは、祖父の「死にたい、というぼやき」が孫によって「尊厳死願望」へと転換されていても、あるいは、尊厳死に導かれようとしている祖父が終末期とはほど遠い状態であっても、それらを見過ごしてしまうほど、じつは尊厳死という語そのものに、さらにはその内容に対しても、無関心、無反応になっている。「よい死」としての尊厳死が今の社会と分かちがたくあることの裏返しでもあるこの事実は、私たちに何をもたらすのか。それは、言説の蓄積によって知が強化された権力による、より巧妙な方法での「悪い生」を生きる者の排除である。

『スクラップ・アンド・ビルド』の発表と同じ二〇一五年、厚労省は、患者の意思確認の方法や医療内容の決定手続きの考え方を示したガイドラインを、「人生の最終段階における医療の決定プロセスに関するガイドライン」へと改称した。つまり、その対象者をそれまでの「終末期」の患者だけでなく、「人生の最終段階」にある患者――『スクラップ・アンド・ビルド』の祖父――にまで拡大したのだ。しかも、この場合の「人生の最終段階における医療」とは、「医療」を施さないことを示唆している。すなわち、「尊厳死」という語はいっさい用いられていないものの、これは、実質的には尊厳死〔消極的安楽死〕を容認するための公的なプロセスガイドラインにほかならない。

一九九〇年代に『黄落』を書いた佐江の、そして『スクラップ・アンド・ビルド』の健斗の懸念は、「延命医療が発達した今の世で」（羽田、二〇一五、七九頁）無理に生かされることであった。だからこそ健斗は、「祖父の願望〔のように見えた〕尊厳死をかなえてやるべく」（二八頁）孤軍奮闘したのだった。しかし、実際はその逆である。二〇二一年の現実世界は、健斗が無邪気に信じているような、「延命医療〔の〕発達」によってみなを生かす社会ではない。私たちの社会は、祖父が「早う死んだらよか」と言葉にするたびにそれが公的に記録され、それらの蓄積をもって「本人は延命を望んでいない」と認識され、その認識をもとに「話し合い」という確認作業が何度も繰り返される、ほとんどシステム化された〈反延命〉主義の社会となったのである。

もはや、私たちは「尊厳死」の語を口にする必要さえなくなった。改訂を重ねる厚労省ガイドラインや各種医学会などの提言にもとづき、私たちを「よい死」へと導く道がしっかりと敷かれたからだ。そこでは、私たち一人ひとりが語りを奪われた者として扱われ、「悪い生」を生きていると判断された者から、静かに、しかし確実に排除されていく。今、私たちは、安楽死・尊厳死をめぐるこのような重大な局面の渦中にいるのである。

おわりに

語りを奪われた者、また、はなから語れない者は、「悪い生」を生きているとして排除されるしかないのだろうか。文学は、このような人々に別の闘いの手段を与えることによって、現実世界ではびこる〈反延命〉主義に挑戦状を突きつける。すなわち『スクラップ・アンド・ビルド』において、死への廃棄に対する祖父の抵抗は、言語を通してではなく、非言語的な身体表現や祖父の身体から発せられるエネルギーのようなものを通して描きだされているのだ。その最たる描写こそ、祖父にとっての最善を実現するための奮闘が完全な誤りだったことを健斗に思い知らせた、件の溺水事件のそれである。このとき健斗は浴槽の中でもがく祖父の腕を取って引き上げることで、祖父の生への欲求に直接的に〝触れる〟。それは「弱音も文句もなにも言わない祖父の発する圧力」（二四二頁）となって、健斗を潰そうというほどに圧倒したのだった。緊迫の状況下での彼らは終始無言だ。そして、この身体的なコミュニケーションが健斗に変化をもたらす。祖父の身体が発する生への希求が、健斗自身の「生を謳歌したい気持ちでいっぱいだ」（六五頁）という感覚とも重なる部分があることを、彼はついに感受したのだった。

言語に頼らないコミュニケーションによって核心的な場面が描かれていることの意味を深く考えるべきではないか。言葉で表されたことだけに重要性を見出し、それがすべてだと信じてしまうことの危険性を、ましてや、一定の枠組みのなかで語りを支配できる権力的な立場にありながらもそれに無自覚のまま、ある人が発した言葉を、その人の人生観を表す「物語り」（会田、二〇一七、八四頁／清水、二〇一七、五五頁）として語ってしまうことの偽善性を、私たちは『スクラップ・アンド・ビルド』から読みとるべきではないだろうか。

私たちはみな、言葉で語ることができるようになる以前からこの世界に存在していたのだった。そしてこの先、多くは老いて徐々に心身が弱り、例外なく死を迎える。この連続した時間の流れ、いつのまにかこの世界に在りやがて言葉を失って消えていく、という一連の過程こそがいのちであろう。この流れにおいては、私たちはみな生から死へとひとまとまりの道筋をたどるのであって、誰のいのちであろうと――言葉を与えられていようと、与えられていまいと――ある一時点だけを意図的に取り出し、「よい」「悪い」と語ることによって評価を下すことはできないはずだ。あるいは、あえて価値という語を使うならば、私たちが生きていることそれ自体に価値がある。私たち一人ひとりがそう考えることが、〈反延命〉主義に抗うための第一歩となる。

参考文献

会田薫子（二〇一七）「意思決定を支援する―共同決定とＡＣＰ」清水哲郎・会田薫子編『医療・介護のための死生学入門』東京大学出版会、七五－一一一頁。

芥川賞選評（二〇一五）「第一五三回　平成二七年上半期　芥川賞決定発表」『文藝春秋』九三（一〇）、二九〇－二九九頁。

アリエス、フィリップ（一九八三）『死と歴史――西欧中世から現代へ』伊藤晃・成瀬駒男訳、みすず書房。

有吉佐和子（一九八二）『恍惚の人』新潮文庫。

有吉佐和子・平野謙（一九七二）「〝老い〟について考える――純文学書下ろし『恍惚の人』の問題性」『波』六（五）、一二－一七頁。

フーコー、ミシェル（一九八六）『性の歴史Ｉ――知への意志』渡辺守章訳、新潮社。

羽田圭介（二〇一八）『スクラップ・アンド・ビルド』文春文庫。

松田繁郎（二〇一六）「介護・尊厳死・身体のＡＢＣ――羽田圭介『スクラップ・アンド・ビルド』」『民主文学』六〇三、一四四－一四九頁。

太田典礼編著（一九七二）『安楽死』クリエイト社。

佐江衆一（一九九九）『黄落』新潮文庫。

佐江衆一・上野千鶴子（一九九六）「老い・介護・夫婦」『諸君！』二八（一）、一八四－一九三頁。

清水哲郎（二〇一七）「臨床死生学の射程――「最期まで自分らしく生きる」ために」清水哲郎・会田薫子編『医療・介護のための死生学入門』東京大学出版会、三一－七四頁。

鶴田博之（一九九六）「死ぬ権利の陥穽――「安楽死・尊厳死」のすり替え論議」『imago』七（一〇）、二〇二－二一一頁。

第八章

死ぬ権利を問いなおす——ヨーロッパの動向から

市野川容孝

二〇二〇年から二一年にかけて、ヨーロッパでは死ぬ権利の容認に向けて、いくつか大きな動きがあった。本章ではそれらを概観しつつ、特にドイツに焦点をあてて状況を確認し、加えて、そのドイツの過去、すなわちナチ時代の安楽死をふりかえりながら、日本の私たちを含めた歴史の現在を問いなおすことにしたい。

一　広がる〈反延命〉主義——カトリック諸国

ヨーロッパでは二〇〇〇年代に、オランダ（二〇〇一年）、ベルギー（二〇〇二年）、ルクセンブルク（二〇〇九年）の三ケ国が、一定の条件下で積極的安楽死を容認する安楽死法を制定した。オランダとルクセンブルクの法律は当初から医師による自殺幇助も認めていたが、ベルギーの法律も二〇〇五年の改定でこれを認めるようになった（松田、二〇一八、五二頁）。

他方、スイスでは、法的には嘱託殺人に相当する積極的安楽死を認めていない。また特別の立法も存在しないが、営利等の利己的な動機に基づく自殺幇助を禁じたスイス刑法の第一一五条の反対解釈によって、医師や看護師による非営利の自殺幇助が一九八〇年代から認められ（同書、八九頁）、その斡旋や仲介をおこなう民間団体もいくつか設立されてきた。第一章で小松美彦が言及している「ライフサークル」もその一つである。

死ぬ権利をここまで認めることは、しかし、ヨーロッパでもごく少数の国に限られた例外という状況がしばらく続いたが、児玉真美が言うように、ごく最近の二〇二〇年から二一年にかけて、これら以外のカトリックの国でも、死ぬ権利の容認に向けた動きが続いており（本書一一六頁）、〈反延命〉主義の歯車はヨーロッパでさらにもう一回転しているように見える。

イタリアは日本と同様、今もその刑法で嘱託殺人（第五七九条）、ならびに自殺教唆と自殺幇助（第五八〇条）を禁じているが、二〇二〇年七月、イタリアの裁判所は、神経疾患の男性患者をスイスの自殺幇助クリニックに連れていって死なせたとして、自殺幇助の罪に問われていたミナ・ウェルビとマルコ・カパートに対し、無罪を言い渡した。ミナ・ウェルビは、二〇〇六年一二月、自分につけられていた人工呼吸器を医師に停止させて亡くなった筋ジストロフィー患者のピエルジョルジオ・ウェルビ（当時六〇歳）の妻であり、その後も死ぬ権利の実現を訴えて活動してきた。ピエルジョルジオの人工呼吸器を止めた医師は殺人罪に問われたが、無罪となった。他方、マルコ・カパートは急進党所属の政治家で、これ以前にも彼は、交通事故で全身麻痺となり、視力も失ったミュージシャンを、同じくスイスの自殺幇助クリニックに連れていって死なせたとして自殺幇助の罪に問われていたが、二〇一九年一二月、無罪となっていた。

二〇二一年一月、ポルトガルの議会は、甚だしい苦痛があり、回復不能な病状悪化や損傷が見られる場合、一八歳以上の者について本人の意思に基づく積極的安楽死を認める法案を、賛成一三六、反対七八、保留四で可決した。

この法案は、二〇一九年一〇月の選挙で、総議席二三〇のうち一〇八を獲得して第一党となった社会党が中心となって提出したものであり、医師等による自殺幇助もこの法案の想定する積極的安楽死に含めて容認される見込みだった。ポルトガルの大統領は二〇一六年から、中道右派の社会民主党所属のマルセロ・レベロ・デ・ソウザだが、カトリック信者でもあるソウザは、議会を通過したこの法案に即座に署名せず、これを憲法裁判所の審議に付した。そして、二〇二一年三月、ポルトガルの憲法裁判所は、どのような場合に積極的安楽死が認められ、逆に認められないかが、この安楽死法案では不明確であるとして、法案の修正を求めて議会に差し戻し、議会はこれを受けて審議中である。

ポルトガルの隣国のスペインの国会も、二〇二一年三月、治癒不能の重い疾患にある者、もしくは慢性的な重い痛み（精神的苦痛は除く）によって自由が著しく制限されている者に対し、その希望に基づいて安楽死（医師等による自殺幇助を含む）を一定の条件の下で容認するという法案を、賛成二〇二、反対一四一、保留二で可決した。

二〇一九年一一月の総選挙の結果、上下院でともに第一党となったのはスペイン社会労働党だが、単独過半数には届かず、二〇二〇年一月にポデモスとの連立政権となった。安楽死法案はこの連立政権が提出したものである。他方、この法案に強く反対したのは、中道右派の国民党とそこから分立した極右のヴォックス（Vox ラテン語で「声」を意味する）で、ヴォックスは法案可決直後に、憲法裁判所に提訴するとしていたが、これが妨げにならなければ、この法律は二〇二一年六月に施行の見込みである。そうなれば、スペインは、ベネルクス三国に続き、安楽死を法制化したヨーロッパで四番目の国になる。ポルトガルでは、積極的安楽死ならびに医師による自殺幇助について世論は二分しており、議会での審議だけではなく、国民投票によって結論を出すべきだという意見も強いのに対して、スペインでは二〇年以上かけた議論の結果、いくつかの世論調査で国民の八〇％以上がこれらの合法化に賛成しているとも報じられている。*1

スペインの安楽死法案をポデモス所属の議員として強く支持したパブロ・エチェニーケは、一九七八年にアルゼンチンで生まれた。幼い頃に脊髄性筋萎縮症を発症し、よりよい医療、福祉、教育を求めて一三歳のときに家族とともにスペインに移住した。スペインは障害者権利条約を二〇〇七年に批准しており（日本の批准は二〇一四年）、同条約の遵守状況について各国に意見する国連の障害者権利委員会は、二〇一九年五月、スペイン政府に対して「障害を理由とした安楽死の法制化は、これを廃すること」と勧告している。*2 自らも車椅子で生活しているエチェニーケの考えは、自分たちが今そうであるような障害と、本人の意志に基づいた積極的安楽死があってよい終末期とは違うのだから、自分たちが提案する安楽死法案は、障害者権利委員会の勧告と矛盾しない、というものだと推察するが、そのようには考えず、積極的安楽死や自殺幇助に批判的な障害者は、日本だけでなく、世界に大勢いる（アメリカの《Not Dead Yet》など）。

　イタリア、ポルトガル、スペインに共通しているのは、積極的安楽死や医師による自殺幇助に賛成するのは、伝統的な価値観に異を唱え、個人主義と多様な価値観を擁護する革新的でリベラルな勢力であり、保守派のほうが死ぬ権利に批判的であるということだ。安楽死法案に最も強く反対したスペインのヴォックスは、移民排斥を唱え、フェミニズムを批判し、人工妊娠中絶に反対し、同性婚にも性的マイノリティの権利擁護にも敵対的な、その意味で極右と言うほかない政党である。同党は福祉政策の見直しと削減を迫る新自由主義的主張も掲げているが、キリスト教的価値観ゆえに〈反延命〉主義には反対という点で、堀江宗正の言う日本の「医療右翼」（本書三八頁以下）とも異なる。

　しかし、保守／リベラル（革新）、あるいは右派／左派という対立図式を下敷きに、死ぬ権利や積極的安楽死の是非について、硬直的、機械的に答えを出すのは間違っている。つまり、排外主義に反対し、フェミニズムを擁護し、人工妊娠中絶をリプロダクティブ・ライツとして認め、同性婚や性的マイノリティの権利擁護に賛成するなら、積極的安楽死等にも自動的に賛成しなければならないはずだ、と考えてはならないということだ。

　リベラルな立場というものを、人間の多様性を認め、その多様な人間を平等に遇し、包摂することとと、ひとまず定義するなら、そのリベラルな立場から積極的安楽死や死ぬ権利を、人間の多様性をむしろ狭めるものとして批判的に問いなおす道筋もあるはずだ。

二　コロナ禍とフランスの安楽死論議

フランスの現大統領のE・マクロンは、二〇一七年の大統領選で「人は自分の最期のあり方を自分で決めるべきだ」との考えを表明し、大統領となったら自分の任期中に安楽死の合法化に向けて動きたいと公約していた。*3

目下、フランスで認められているのは、間接的安楽死、すなわち末期の患者に対する苦痛緩和処置によって結果的に死期が早められることまでで、医師による自殺幇助や積極的安楽死は認められていない。他方、二〇一九年には、破毀院（フランスの最高裁）の決定によって、約一〇年間、遷延性意識障害の状態が続いていた男性に対する延命措置の中止が認められた。

二〇二〇年七月、血管の壁が徐々に失われてゆく難病にかかっている五七歳の男性が、薬物投与による積極的安楽死の容認を、マクロン大統領にフェイスブック経由の書簡で求めた。しかし、大統領は同年九月、その男性に対して個人的に共感を示しつつも、フランスではまだ積極的安楽死が合法化されていないので、その要求には応じられないと回答した。男性は治療ならびに栄養・水分補給の拒否を開始し、自分の苦しみがどんなものか、最期の瞬間までフェイスブックで中継し、フランス人に教えてやる、と訴えていたが、フェイスブックはこれを規約違反として、中継を遮断。男性も数日後に治療と栄養・水分補給を再開した。

二〇二一年四月、フランスの国民議会（下院）で、耐え難い身体的もしくは精神的な苦痛にある末期患者に対し、その意思に基づく積極的安楽死を容認する法案が審議された。この法案は、マクロン大統領の所属政党で、現在、総数五七七の国民議会の議席のうち、過半数の二九七を有している「共和国前進（La République en marche）」を中心に、超党派で提出された。

同党所属の議員で医師でもあるジャン＝ルイ・トゥレーヌは、コロナ禍ゆえにこの法案の可決が喫緊のものになっているとして、次のように述べている。「あまりに高齢だったり、病状が重すぎて、人工呼吸器をつけてもらえず亡くなった患者たちは、窒息死したんです。それは本当に苦しい死に方ですよ。なかには、この死の苦しみを終わらせてくれと懇願する人もいました。でも、どうすることもできなかった。私は、苦痛に満ちた最期を看取ったたくさんの人たちから手紙をもらいましたが、その証言を読んで胸が締めつけられる思いがしました。手紙をくれた人たちは、今こそ、フランスでこんな苦しい死に方をしないで済むようにしなければならないと訴えています。党の垣根を超えて、私たちはこう訴えています。フランスで人は真っ当な死に方をしていない、と」[*4]。

この法案に反対する五名の保守の共和党議員が、二千を超える修正動議を提出して審議を妨害したため、二〇二一年四月九日、この法案は審議期限切れとなったが、トゥレーヌらは法案の再提出を予定している。

しかし、コロナ禍によって積極的安楽死の容認に向けた議論が加速することを、私自身は以下の歴史的事実に照らして、大変、忌々しきことだと考えている。

ヒトラーは、ドイツ軍がポーランドに侵攻した一九三九年九月一日付で、安楽死計画の実行命令書を出している。その二日後の九月三日に第二次世界大戦が始まるが、ナチの安楽死計画を理解するためには、第二次世界大戦だけを見ていてはいけない。それには、第一次世界大戦中に起きたことが深く関係している。

第一次世界大戦中、ドイツ国内の精神病院では、約七万人の患者が餓死したと言われている。その大量の死には、スペイン風邪も関係していただろう。そして、この約七万という数は、T4計画と呼ばれる成人を対象としたナチの安楽死計画で殺害された精神病患者の数とほぼ等しいと言われている（ドゥルナー、一九九六）。つまり、第二次世界大戦とほぼ同時に開始される安楽死計画には、第一次世界大戦中の大量死の人為的な反復という側面があるのである。第一次世界大戦時には、生活物資が枯渇して、誰もが為す術もなく、黙って見ているしかなかった死が、第二次世界大戦の開始とともに、今度は積極的、人為的にもたらされたという側面がある。

精神医学者のE・クレペリンは、ドイツの敗戦直後の一九一九年に、次のように書いている。「決して愉快なものではないが、戦争という荒々しい暴力は、私たちのところにいる精神病患者の数を減少させるための手段を生み出した。生活物資のあらゆる輸送路が、慈悲のかけらもなく遮断された結果、周知のとおり、抵抗力のない人々の罹患率は高まり、死亡率も上がった。このことは、他の誰よりも精神病院にいる人たちに見られ、その多くが飢餓水腫、結核、その他の病気になって死んでいった」。そうすることで「経済的なお荷物である不治の精神病患者の数が減った」とクレペリンは続ける（Kraepelin, 1919）。

第一次世界大戦中の飢え、さらにスペイン風邪は、平時にはあり得なかった命の選別を、ある種、自然の摂理のようなものとして、誰もが為す術を何も持たないなかで、残酷に遂行していった。しかし、やがて人々は、その選別を事後的に正当化しながら、今度はその選別を人為的、積極的におこなってゆく。

二〇二一年のトゥレーヌの主張は、「経済的お荷物」という言葉こそ登場しないものの、トリアージ、第四章の美馬達哉の整理にしたがえば、正確には、重症者を優先する「平等主義的なトリアージ」ではなく、回復の見込みや患者の社会的有用性を考慮し、医療資源の有効利用に定位した「功利主義的なトリアージ」と言うべきものを前提としており、一九一九年のクレペリンの主張に限りなく近づいている。

三　ドイツ連邦憲法裁判所判決（二〇二〇年二月）

〈反延命〉主義の広がりは、ドイツでも確認できる。

二〇二〇年二月二六日、ドイツ連邦憲法裁判所は、二〇一五年に新設された以下のドイツ刑法の第二一七条（の特に第一項）を憲法違反とする判決を下した。

ドイツ刑法　第二一七条　業務としての自殺の幇助

（一）他人の自殺を幇助する意図をもって、業務として、その他人にその機会を供与、調達、仲介する者は、三年以下の自由刑もしくは罰金刑に処す。

（二）業務としておこなわず、前項に言う他人の、近親者もしくは親密な関係にある者として関わった者は罰せられない。

まず、この第二一七条から説明する。日本の刑法の第二〇二条は、自殺教唆、命を絶つのが最終的にその人本人である自殺幇助、本人の求めや承諾に基づきつつも他人がその人を死に至らしめる嘱託殺人、の三つを禁じているが、ドイツの刑法は嘱託殺人をその第二一六条で禁ずる一方、自殺教唆や自殺幇助についてはこれまで処罰の対象にしてこなかった。

この点は、日本とドイツの大きな違いである。

ドイツ刑法の右の第二一七条は、それまで処罰の対象外だった自殺幇助について、その業務としての遂行を二〇一五年に新たに禁じた。可決には至らなかったが、連邦議会の審議では、さらに自殺教唆まで禁止する法案が、キリスト教民主同盟（ＣＤＵ）・キリスト教社会同盟（ＣＳＵ）から出されていた（渡邉、二〇一六）。

「業務として（geschäftsmäßig）」というのは、少なくともこの条文に関しては、当該行為を繰り返しおこなうという意味である。お金をもらう場合だけでなく、無報酬であっても、ある人が繰り返し自殺幇助をおこなえば、あるいはそうすると想定できれば、業務としての自殺幇助である。それがドイツでは二〇一五年以降、明確に禁じられてきたのだが、二〇二〇年二月の連邦憲法裁判所の判決は一転して、その禁止を違憲としたのである。

右の第二一七条は、二〇一五年一一月の、党議拘束を外した連邦議会での票決の結果、賛成多数でドイツ刑法に導入された。その背景の一つには、周辺諸国の動向、特にスイスで自殺幇助の仲介等をおこなってきたディグニタス（Dignitas）等の民間団体の活動がドイツ国内に広がることへの懸念があった。二〇〇五年にはディグニタスのドイツ支部がハノーファーに設立されている。さらに二〇〇七年九月には、政治家のローガー・クッシュ（元CDU）が別の団体を立ち上げて、ドイツ国内で複数の人間に対し自殺幇助をおこなったが、この団体はスイスの団体と異なり、幇助に対して八千ユーロの報酬を要求していた（佐藤、二〇一五）。

右の刑法第二一七条はそうした事態に歯止めをかけるべく制定されたのだが、同条に対しては逆に、医師等による自殺幇助を望む患者たち、自殺幇助に肯定的な医師たち、そして自殺幇助の仲介等を望む右のような団体が即座に反発し、同条を違憲とする訴訟を開始した。

二〇二〇年二月の連邦憲法裁判所の判決は、これら数件の訴訟についてまとめて判断を下したものである。この判決に先立ち、死ぬ権利を強く擁護してきたK・ラウターバッハ（社民党）は、刑法第二一七条による禁止がむしろ、ドイツからスイスへの自殺幇助ツーリズムを助長しているとし、このような状況をなくすためにも、第二一七条の違憲判決を望む、と述べていた。[*5]

二〇二〇年二月二六日の連邦憲法裁判所の判決の概要は、以下のとおり。――ドイツ基本法の第一条（人間の尊厳）ならびに第二条（自己の人格を自由に発展させる権利）が保障する人格権には「自己決定に基づく死ぬ権利（Recht auf selbstbestimmtes Sterben）」が含まれる。この死ぬ権利にはさらに、自ら命を絶つ自由ならびにその際に第三者の自発的な援助を受ける自由が含まれる。個人は、自身の生活（生命）の質ならびに自身の生存の意義を自分で判断しながら、自分の生命を終わらせることができるのであって、国家ならびに社会はこれを自律的な自己決定の行為として尊重しなければならない。それゆえ、業務としての自殺幇助を禁じたドイツ刑法第二一七条は違憲であり、無効である。このことは立法府が自殺幇助に何らかの規制を設けることを妨げるものではない。しかし、その規制に際しても、自己決定によって自分の生命を終わらせる個人の権利が十分に認められるよう配慮しなければならない。[*6]

どんな場合なら死ぬ権利や自殺幇助が認められるか、等の制限を付すことなく、個人の死ぬ権利をいわば無条件に認めたこのドイツ連邦憲法裁判所の判決は、特に日本の私たちには一見、ラディカルに見えるが、実は多分に保守的なものである。なぜなら、第一に、前述のとおり、ドイツ刑法は（日本の刑法と違って）、自殺教唆や自殺幇助をもともと処罰の対象にしておらず、その範囲での死ぬ権利なら、理由や状況を問わず、ドイツでこれまで法的に認められてきた（処罰されなかった）からである。画期的だったのはむしろ、業務としてなされる場合に限ってではあれ、自殺幇助の禁止に新たに踏み切った二〇一五年の第二一七条のほうであり、連邦憲法裁判所の判決はこれを元に戻した形になっている。

保守的である第二の理由は、この判決は、嘱託殺人を禁じたドイツ刑法の以下の第二一六条までを違憲とするものでは全くなく、それゆえ医師による積極的安楽死などの嘱託殺人は、これまでどおり違法のままだからである。

ドイツ刑法　第二一六条　嘱託殺人

（一）当人の明確かつ真摯な嘱託に基づいてその者の殺害を決意するに至った者は、六ヶ月以上、五年以下の自由刑に処す。

（二）未遂も罰せられる。

四　医療プロフェッションへの影響

しかし、二〇二〇年二月の連邦憲法裁判所の判決は、ドイツの状況を変えるものでもあった。大きな変化は、万人に妥当する法の次元よりも先に、医療プロフェッションという中間団体に固有の職務規定（Berufsordnung）において、まず生じることとなった。

再び、ドイツと日本の違いを確認するなら、日本には、医師全員に加入が法的に義務づけられる医師会は（まだ）存在しない（日本透析医学会はドイツ医師会とは異なる）のに対して、第二次世界大戦後の（西）ドイツでは、すべての医師に、自分の居住する州ないし医業をおこなう州の医師会への所属と、州医師会の定める職務規定の遵守が義務づけられてきた（市野川、二〇〇五、一二六頁）。中身も相当に違うので同一視できないが、日本の医師法に対応するのがドイツの医師会の職務規定である。職務規定は各州医師会が定めるが、その際、連邦医師会の策定する標準職務規定（Muster-Berufsordnung）が参照される。

一九九七年に策定された現行の標準職務規定が、二〇一一年に改定された際、もともと積極的安楽死の禁止ならびに一定の条件下での延命処置の不開始の容認として始まった同規定の第一六条が、次のように書き換えられた。

ドイツ連邦医師会　標準職務規定　第一六条　死にゆく者への支援
死にゆく者を医師は、その者の尊厳を守り、またその意思を尊重しながら、支援しなければならない。医師は、患者の嘱託によって患者を殺してはならない。医師は自殺を幇助してはならない。[*7]

この条文の第二文は、先のドイツ刑法の第二一六条と同様、嘱託殺人の禁止である。一般人と同様、医師もこれをおこなってはならないということが、刑法と職務規定によって二重に定められている。他方、第三文は、二〇一一年の時点では刑法にまだなかった自殺幇助の禁止である。二〇一五年新設の刑法第二一七条が禁じた業務としての自殺幇助には、医師によるそれも含まれるけれども、医師についてはそれ以前から職務規定で自殺幇助が禁じられていた。ドイツ国内の医師に関するかぎり、刑法第二一七条は不要だったのである。第二次世界大戦後の（西）ドイツ医師会の発足を基礎づけ、後の職務規定の原型ともなったバートナウハイムの誓い（一九四七年六月）ですでに、たとえ患者が望んでも生命の破壊につながる処置はおこなわないことが医師の職業倫理として確認されており（市野川、二〇〇五、一二四頁）、右の標準職務規定の第一六条の第二文ならびに第三文はそれを踏襲したものにすぎない。

二〇二〇年二月の連邦憲法裁判所の判決を受けて、医師会はこの禁止の姿勢を大きく変えることになった。ドイツ連邦医師会は右の標準職務規定の第一六条の第三文の削除を提案し、この削除提案は二〇二一年五月四日・五日にオンラインで開催された第一二四回ドイツ医師会議（各州医師会選出の代議員等によって構成される）で、賛成二〇〇、反対八、保留八で採択された。だが、第三文の削除だけが決議されたわけではない。二〇二〇年二月の連邦憲法裁判所の判決について、ドイツ医師会議がおこなった決議は、以下の三点にまとめられる。[*8]（一）職務規定による医師の自殺幇助の禁止はこれを解き、今後は、患者の自死を幇助するかどうかを、一人ひとりの医師の良心に基づく決定に委ねる。（二）しかし、ドイツ医師会議は、自殺幇助がそもそも医師の責務には属さず、病状の重い末期の患者以外の者に対する自殺幇助は医師にとって論外であるこ

	自殺幇助	嘱託殺人	連邦憲法裁判所判決（2020年2月）	自殺幇助	嘱託殺人
刑法	○→△	×	➡	○	×
職務規定	×	×		○	×

○（容認）、×（禁止）、△（第217条による業務としての自殺幇助の禁止）

【図】ドイツ連邦憲法裁判所判決にともなう変化

とをあらためて強調し、自殺幇助に関する今後の法整備（ドイツ刑法の第二一七条の改定、等）を念頭に置きつつ、安楽死における医師の役割が何であるべきかを広く社会に問うこととする。（三）加えて、ドイツ医師会議は、自殺予防のための政策の一層の拡充とその継続を求める。

ドイツ医師会議が、標準職務規定の第一六条の第三文の削除を票決にかけたこと、そして、わずか八票ながら反対が投じられたことの意味を、よく考えねばならない。それは、その気になれば、ドイツ医師会議はこれまでどおり医師の自殺幇助を禁じ続けることができた、ということである。それが制度的に不可能なら、票決そのものが最初から無意味である。連邦憲法裁判所の判決も、医師会の職務規定のあり方を一方的に決定し拘束できるものではない。これが医療プロフェッションの自律性と呼ばれるものである。

にもかかわらず、連邦医師会ならびにドイツ医師会議は、連邦憲法裁判所の判決を受けて、医師の自殺幇助の禁止からその容認へと方針を大きく変えることになった（図）。その理由の一つは、世論の動向を医療プロフェッションもまた全く無視することはできないとの判断があったからだろう。

イギリスに本社がある調査会社のユーガブ（YouGov）が、ドイツで二〇二一年四月末に実施した世論調査（n＝2,057）によると、一九年四月上旬の調査（n＝2,058）に比べて、積極的安楽死に賛成する者の割合は六七％から七二％に、また医師による自殺幇助に賛成の者の割合は六九％から七五％にそれぞれ増加している。[*9] 医師会自身がこのニュースに注目して、自らのサイトで紹介している。[*10] ただし、この調査では、反対の回答も積極的安楽死では一七％から一八％に、また医師による自殺幇助では一三％から一五％にそれぞれ増加しており、減っているのは、わからないという回答と無回答の合計のみである。

二〇二〇年一二月一〇日、ドイツの連邦憲法裁判所は自殺幇助に関して、もう一つ別の判決を下している。自殺を望む高齢のある夫婦がペントバルビタールを購入しようとしたところ、医師によるその処方が認められなかったので入手できなかった。同夫婦はこれが憲法違反であるとして、連邦憲法裁判所に致死薬を入手可能にするよう訴えたが、裁判所はこの訴えを棄却した。その理由は、医師による処方が拒まれたのは二〇二〇年二月二六日の判決前であり、その後は状況が〝改善〟されているので、致死薬を処方してくれる医師がドイツ国内でも見つかる可能性が現在はある。ゆえに、まずは自分たちで再度、致死薬を入手する努力をすべきである、というものだった。[*11] ——致死薬の処方まで、いちいち、連邦憲法裁判所でやっていられません。そういうことを含めて、医療行為はすべて医療プロフェッションにお任せしますし、その自律性を侵すつもりもありません。しかし、自殺幇助については私たちの決定にしたがって、医師会の規則を速やかに変えなさい――。この判決には、連邦憲法裁判所の裁判官たちのそんな考えが見え隠れしているように思う。

こうした外からの圧力に加え、医療プロフェッション内部も決して一枚岩ではなく、自殺幇助や積極的安楽死に賛成する医療関係者からの内側の圧力もないわけではない。

精神科医のカール・H・バイネが、二〇一八年九月から同年一二月にかけてオンラインで実施した質問票調査によると（Beine, 2020）、これに回答したドイツ国内で働く計二五〇七名の医師のうち、六〇七名（二四・二％）が、過去二年間に少なくとも一回以上、積極的安楽死（この調査の定義では「患者を積極的に死に至らしめることを目的として何かを積極的におこなうこと」）が望ましいと思った経験があると回答した。看護師はさらに多く、計二六八三名のうち、一四三一名（五三・五％）がそういう経験があると回答した。

バイネの調査はさらに、自分で実際におこなったことがあるかという質問も設けており、過去二年間に積極的安楽死を、一回以上おこなったことがあると回答した人は、医師で八四名（三・六％）、看護師で六五名（二・四％）、他方、自殺幇助（薬物の処方等）を同じく過去二年間に一回以上おこなったことがあると回答した人は、それよりも少なく、医師で七名（〇・三％）、看護師で二四名（一・〇％）だった。

積極的安楽死も自殺幇助も、ドイツ医師会の職務規定によって禁じられているが、バイネのこの調査結果は、ごく少数とはいえ、この規則が破られている現実を示している。もう一つ、気になるのは、話は自殺幇助の容認だけで終わるのか、という点である。嘱託殺人を禁ずるドイツ刑法の第二一六条があるかぎり、医師会の職務規定もこれにしたがって積極的安楽死を禁じなければならないが、隣国のオランダ、ベルギー、ルクセンブルクのように、ドイツでも嘱託殺人の違法性が条件付で解かれる可能性もある。

しかし、そうなったとしても、ドイツの医師会は（これまで自殺幇助についてそうしてきたように）職務規定によって積極的安楽死を禁じ続けることができる。ナチ時代にドイツの医師たちが何をしたかをふまえるなら、そうする可能性は一層、高い。また、自殺幇助についても、連邦医師会の標準職務規定からその禁止規定が削除されても、州の医師会がこれを存続させる可能性もないではない。職務規定を最終的にどのようなものにするのかの決定権は、州の医師会にあるからだ。

五　オーストリアの動向

ここでオーストリアの動向についてふれておく。

ドイツ連邦憲法裁判所の判決から約一〇ヶ月後の二〇二〇年一二月一一日、隣国のオーストリアの憲法裁判所もまた、医師による自殺幇助を容認する判決を下した。

オーストリアの刑法は、その第七七条で「当人の明確かつ真摯な嘱託に基づいて他人を殺害した者は、六ヶ月以上、五年以下の自由刑に処す」と定め、ドイツと同様、嘱託殺人を禁じているが、続く第七八条で「他人を教唆して、もしくは他人を幇助して自殺させた者は、六ヶ月以上、五年以下の自由刑に処す」と定め、日本の刑法第二〇二条と同様、自殺教唆と自殺幇助の両方も禁じていた。

自殺教唆、自殺幇助、嘱託殺人の三つがどれも禁止されているという点で、オーストリアと日本は同じだった。「だった」というのは、右の憲法裁判所の判決で状況が変わることになったからである。

重い疾患を有する者二名を含む計五名による、オーストリア刑法の右の第七七条ならびに第七八条は違憲との訴えに対し、オーストリアの憲法裁判所は以下の判決を下した。――第七八条による自殺幇助の全面的な禁止は、憲法がいくつかの条文で保障している「各人の自由な自己決定の権利」を侵害するがゆえに違憲である。この自己決定の権利には「人間らしい尊厳をもって死ぬ権利（Recht auf ein menschenwürdiges Sterben）」、さらに「自殺を望む者が自殺幇助の意志を有する第三者の幇助を受ける権利」を含む。それゆえ、刑法第七八条にある「もしくは他人を幇助して」という文言は、二〇二一年一二月三一日をもって削除されなければならない。しかし、同条による自殺教唆の禁止、ならびに第七七条による嘱託殺人の禁止は合憲であり、そのままとする。*12

憲法裁判所のこの判断は、二〇一九年三月のオーストリア医師法（現行法は一九九八年制定）の改正をふまえたものである。オーストリアの医師会は、ドイツのそれとほぼ同じで、すべての医師は各州医師会への加入が義務付けられている。ただし、その職務規定は、オーストリアの場合、連邦法である医師法の第一条から第六三条に書き込まれる形で存在している。そして、二〇一九年三月の改正によって、医師法に次の条文が挿入された。

オーストリア医師法　第四九条a　死にゆく者への援助
（一）医師は、自身が担当していた患者が死にゆくとき、その尊厳を守りながら、その患者を支援しなければならない。
（二）前項の支援として、死にゆく者に対し、緩和医療の一環として、重い痛みや苦しみを和らげるために生命機能の決定的な喪失が早められるおそれのある措置を講じることも許される。

この第四九条aは、先に見たドイツの標準職務規定の第一六条に文言的にも重なる。しかし、ドイツのそれが医師による自殺幇助を禁じていたのに対し、オーストリアの憲法裁判所は、オーストリア医師法のこの条文の（二）によって、医師による自殺幇助の正当性が導かれると判断した。（二）によって、間接的安楽死、すなわち苦痛緩和の処置によって患者の死期を結果的に早めることが認められるなら、医師が致死薬を処方して患者の自死を幇助することも許されるはずであり、これと矛盾をきたすことになった刑法第七八条による自殺幇助の全面的禁止のほうを改めるべきだ、というのが、憲法裁判所の考えである。この判断には、隣国ドイツの動向も影響を与えているかもしれない。

しかし、間接的安楽死の容認から一足飛びに自殺幇助の容認に向かう憲法裁判所のこの判決に、カトリック教会関係者は驚愕し、人々の生きる権利を脅かすものだと批判した。オーストリア医師会会長のトーマス・ゼケレシュも、この判決によって高齢者や病人の生きる権利が脅かされかねないと懸念を表明するとともに、大事なのは自殺幇助よりも緩和医療の充実であり、また医師がその良心に反して自殺幇助に関与させられるようなことがあってはならないし、（ドイツ刑法の第二一七条が禁じていたような）業務としての自殺幇助、少なくとも金銭の授受をともなう自殺幇助に医師が関わることは絶対に許されない、と述べた。[*13] 憲法裁判所自身、右の判決で、自殺幇助を受ける権利は社会的・経済的諸状況の影響を受けるものであるがゆえに、誤用や乱用の危険性があると述べながら、それを防止する施策を立法府に求めている。

オーストリアでは、二〇一七年一〇月の総選挙の結果、国民党と極右の自由党の連立政権となったが、自由党幹部の汚職疑惑のため、二〇一九年九月に前倒しで総選挙が実施され、その結果、二〇二〇年一月から国民党と緑の党の連立政権へと変わった。現在、与党の国民党と緑の党はともに、右の憲法裁判所の判決に肯定的な反応を示しておらず、国民党のカロリーネ・エットシュタットラー（憲法大臣）は「私たちの政治で最も重視されるべきは、高齢者を守ること、生きる権利を守ることであり〔…〕それらを守るためにどのような法的措置が必要なのかを検討しなければならない」とコメントし、緑の党のジークリット・マウラーは、ナチ時代にオーストリアでも実行された安楽死計画の過去に照らして、安楽死については慎重な議論が必要だと述べた。[*14]

憲法裁判所の判決によって、二〇二二年一月一日以降、オーストリアでも、これまでのドイツと同様、自殺幇助が処罰の対象ではなくなる。どのような条件を付してそれを認めるのか、どのような場合に認めないのか、そのために法をどう整備するかが、オーストリアの目下の課題だが、生命倫理学者のズザンネ・クンマーは、自殺幇助の容認が高齢者や病状の重い人たちにとっては、かえって「他人の迷惑にならない道を選ぶこともできますよ」という形で、圧力として働くのではないか、また、そこから嘱託殺人の容認へのなし崩しがおきるのではないか、と危惧する。「国家が自殺〔幇助〕を容認するなら、嘱託殺人が認められるのも時間の問題です」。致死薬を自分で服用したいけれども、それができなくなった人に代わって、致死薬をその人の口に入れることも自殺幇助のはずだ、という具合に、嘱託殺人と自殺幇助の境界は消滅してゆく。[*15] オーストリア刑法の第七七条と第七八条の区別それ自体が意味を失ってゆくのである。

六　ナチ政府の安楽死法案

再び、ドイツに戻る。

死ぬ権利を認めるべきか、どこまで、どのように認めるべきかをめぐっては、ドイツの世論、議会、医師会のいずれにおいても、意見の相違と対立が見られる。どれも一枚岩ではない。しかし、二〇二一年四月末の時点で一般のドイツ人の七〇％以上が、医師による自殺幇助にも積極的安楽死にも賛成しているというユーガブの調査結果（前述）と対比するなら、ドイツの医師会は総じてこれらに強く反対し続けている。二〇二一年五月の第一二四回ドイツ医師会議は、明らかに渋々、また嫌々、自殺幇助の禁止を解いたにすぎず、自殺幇助への関与を良心にしたがって拒否する自由を何としても確保しようとしている。

ドイツ連邦医師会とドイツ連邦保険医協会が編集・発行している週刊の『ドイツ医師報』には、読者である会員の医師の意見を紹介する投書欄があり、二〇二〇年二月二六日の連邦憲法裁判所の判決についても、いくつか投書が寄せられてきた。

ここでは二つ紹介する。

ヒポクラテス以来の倫理原則とされる「害ヲ為スナカレ（Nihil nocere）」というタイトルを付された投書は、この判決を「驚愕すべきもの」と評しながら、次のように述べている。「重要なのは、自殺願望を人間らしい窮地として、助けを求めていることとして理解すること、それは長続きしない一時的なものだと認識することだ。〔…〕医師の責務は、自殺を望む人に対して、絶望的と思われている状況から抜け出す道を示すこと、その人と一緒に、困難な状況についての異なる視座を育んだり、その困難な状況を一緒に耐え忍んだりすることである。〔…〕自律性というのは常に、関係性の中の自律性、他の人間と共にある自律性なのである」[*16]。

前述の第一二四回ドイツ医師会議（二〇二一年五月）の決議の（三）として掲げられた、自殺幇助の前になされるべき自殺予防策の拡充は、実際には医師たちのこのような人間理解と心構えなしにはあり得ない。

もう一つの投書は、Sterbehilfe（安楽死）という言葉の歴史をふりかえりながら、医師による自殺幇助や積極的安楽死に扉が開かれてゆくことに、医師として警告を発するものである。ナチ時代の安楽死計画を想起させるため、第二次世界大戦後、ドイツではEuthanasieという言葉は避けられ、これに代えてSterbehilfeという言葉が用いられてきたが、後者もまたナチ時代にすでに用いられていた、とこの投書は指摘する。Sterbehilfeというドイツ語は「一九四〇年のGesetz über Sterbehilfe（安楽死に関する法律）で初めて登場し、Euthanasiemaßnahmen（安楽死計画）に否定的なドイツ国内の人間を説き伏せて、慈悲殺に動員するための言葉だった。この法律の前文は次のように述べていた。《民族共同体は、不治の病人や末期の患者をその意に反してまで生きさせ、苦しませるほど無慈悲ではない》。ハーダマーの精神病院の安楽死施設の主任医師は、Sterbehilfeという言葉を用いることで、慈悲殺という考えが法律家や医師たちのみならず、一般人にも広まるだろうと大喜びした」[*17]。投書は続けて、進歩的と評される安楽死法の下でオランダやベルギーでおこなわれていることが、はたして本当にナチの安楽死計画と別物と言えるのかと問う。

一九三九年九月一日付のヒトラーの命令書で始まった安楽死計画に対しては、この投書が指摘しているように、その後、立法によって法的根拠を与えようとする動きがあった。クリスティアン・ガンスミュラーは、一九四〇年八月三一日には施行規則を含む最終法案が確定したと推測している。その法案そのものは残っていないが、各資料を突き合せたガンスミュラーの再構成によると、それは以下のようなものだった（Gansmüller, 1987: 163-4）。

第一条　不治の病気により、自己もしくは他人に著しい負担をおわせる者、もしくは死に至ることが確実な病気にかかっている者は、その者の明確な要請に基づき、かつ、特別な権限を与えられた医師の許可に基づいて、さらなる無意味な苦しみから免れることができるように、安楽死（Sterbehilfe）を得ることができる。

第二条　重篤な精神病のために持続的に看護を必要とし、かつ生命を維持することのできない者の生命は、医師の処置によって、当人に苦痛の伴わない形で、自然死に先立って停止させることができる。

しかし、ヒトラーは敵側の宣言に利用されかねないとして、この法案の実際の制定を認めなかった。

すでに確認したように、ドイツ刑法はその第二一六条で嘱託殺人を禁じてきた。右のナチの安楽死法案は特別法として、その第一条で刑法第二一六条に穴をあけ、嘱託殺人を合法化しようとした。そして、この第一条は「自己もしくは他人に著しい負担をおわせる者」という文言を外せば、二一世紀のヨーロッパ各国の安楽死法（案）と基本的に何も変わらない。

続く第二条は、第一条による嘱託殺人の容認を梃子としながら、自己決定能力を期待できないとされた「重篤な精神病」の人間に対する同意なき殺人をさらに合法化しようとするものである。オランダやベルギーの安楽死法は、そのような同意なき殺人、本人の要請に基づかない殺人を容認するものではないのだから、それらをナチ時代の安楽死と同一視するのは全くの間違いだ、ということが言われてきた。しかし、そのオランダで、抵抗する認知症の七四歳の女性を医師が家族に押さえつけさせて注射で安楽死させる、という事件が起きている（児玉、二〇一九、一〇二―一〇三頁）。認知症になったときには安楽死させてほしい、という本人の事前指示があったと思われるとはいえ、ここでは児玉真美が言うように自己決定の原則そのものが危うくなっており（本書一二一頁）、『ドイツ医師報』に寄せられた右の投書が示す危惧は、決して根拠のないものではない。

七　映画『私は告発する』（一九四一年）

ナチの安楽死計画は、厳密な法的根拠を欠いたまま続行されたが、ヒトラーは一九四一年八月二四日に口頭で中止を命じる。カトリック教会を中心として、強い抗議と非難が向けられたからである。安楽死計画は秘密裏に実行されたが、何万人もの大人や子どもの殺害を一般国民から隠しおおすことは、到底できなかった。

この命令によって安楽死計画が全面的に中止にされたわけではないが、ナチ政府は、この中止命令と入れ替わりに、安楽死計画の必要性をドイツ国民に納得させるための宣伝政策に力を注ぐ。その一つとして制作・上映されたのが、第一章で小松美彦がふれている『私は告発する（Ich klage an)』である。その制作は、前述の安楽死法案の作成と並行して一九四〇年から開始されたが、完成してベルリンで初上映されたのは、一九四一年八月二九日。安楽死中止命令の五日後である。

そのストーリーをあらためて確認しておこう（Rost, 1987: 237-271）。

主な登場人物は三人おり、一人はハナ・ハイトという女性。もう一人は、ハナの夫であり、病理学者のトーマス・ハイト。そして、もう一人は、ハナとトーマスの友人である医師のベルンハルト・ラングである。

ハナとトーマスは、何の問題もない、幸せな生活を送っていたが、ある時から少しずつ、ハナの身体に異常があらわれ始める。階段で躓《つまず》いたり、手がしびれてピアノが途中で弾けなくなったり、目が見えにくくなったりする。夫のトーマスはハナに、友人のラングに診察してもらうよう薦め、ハナはそうするが、ラングがハナに下した診断は多発性硬化症だった。多発性硬化症は神経疾患の一つで、三〇歳前後で最も多く発症すると言われている。多発性とは、いろいろな症状が出るという意味で、視覚障害、歩行障害、手足のしびれや運動麻痺などがある。

多発性硬化症は、今日では、再発や進行を防止するさまざまな治療法が確立されている病気だが、この映画では治療法のない病気として描かれている。

トーマスは深いショックを受けながらも、ハナの治療のため新薬の開発に努めるが、何の成果も得られない。自分が不治の病であることを知らされたハナは、トーマスにこう訴える。「私が最後の瞬間まで、あなたのハナでいられるように助けてちょうだい。あなたの知らないハナ、耳も聞こえず、話しもできず、白痴（idiotisch）になったハナでは絶対にいや。そんなこと私には耐えられない。……そうなる前にあなたは私を救ってくれると約束して、トーマス。そうするのよ、トーマス。私を本当に愛しているのなら、そうするのよ」。

そして、トーマスはハナに致死薬を与え、ハナは死ぬのだが、トーマスがハナに薬を飲ませたのか、それともハナが自分で飲んだのか、はっきりわからないシーンづくりになっている。すなわち、ドイツ刑法が処罰の対象としてこなかった自殺幇助なのか、それとも第二一六条で禁じてきた嘱託殺人なのかがわからないつくりになっているのである。

どちらにせよ、トーマスがハナの死に関わっていることは明らかだった。いかなる場合でも延命につくすことが医師の責務であると考えるラングは、そのことを知り、トーマスを激しく叱責する。しかし、ラング自身、ある出来事をきっかけに、自分のそうした考えに疑問を抱き始める。

ラングは、自分が以前に治療して、何とか一命をとりとめさせた、ある子どもの母親から手紙を受け取る。そこには「私たちを助けることができるのは、もうあなたしかいません」と書かれていた。ラングは往診のため、その両親の家を訪ねるが、そこには子どもはいない。ラングが子どもはどこかと尋ねると、父親は無愛想にこう答える。「子どもはどこかですって？　施設ですよ。目は見えないし、何も聞こえやしない。おまけに全くの白痴（idiotisch）だ。そうそう、あなたは見事に治してくれましたよ、ねえ先生。哀れな子を安らかに死なせてくれる代わりにね」。ラングは「助けてくれ」という母親の訴えが、施設にいる自分の子どもを安らかに死なせてやってくれ、という意味であることをそこで初めて覚る。

今も現場の小児科医に突き付けられている問題が（本書第四章）、この映画には織り込まれている。一方、トーマス・ハイトは、ハナの兄の訴えがもとで、殺人罪で裁判にかけられる。トーマスの弁護人は、ハナの死は多発性硬化症による自然死であり、トーマスは無実だと弁明するつもりでおり、ラングもトーマスを擁護するつもりで、証言台に立つ。

しかし、ラストシーンで被告のトーマスは、法廷で自ら次のように訴える（Rost, 1987: 270-1）。

裁判長（苛立ちながら）「ベッカー医務参事官は、ハイト教授の投与した致死薬が効き始める前に、呼吸中枢に生じた硬化病巣によって死がもたらされた可能性もあると証言しました。（急き立てながら）あなたもその可能性を認めますか？〔…〕ハナ・ハイト夫人の病状に関するあなたの所見からすれば、この両方が原因で彼女が死亡したということはありえますか？」（ラング、沈黙。裁判長は答えを待つ）

ハイト（興奮して身を乗り出す）「ラング氏は私の妻が死亡する二時間前に、妻はまだ二ヶ月、生き長らえるとおっしゃっていました。しかも、その診断は客観的に見て、ゆるぎないものだ、と」。（裁判長と検事、互いに驚いて顔を見合わせる）

弁護人（あわてて小声でささやく）「あなたは自分の無罪を棒にふる気ですか、ハイト教授！」

ハイト（立ち上がり、堂々と話し始める。早口で）「弁護士さん、わかっています。しかし、私はもう黙っていることはできない！　私はもう何も怖くない。人々に轍を残そうとする者は、先陣を切らねばならない。私は自分が被告だとも、もう思っていません。なぜなら、私は自分のしたことによって、私にとって最も大切な存在を失うという罰をすでに受けたからです。（厳しい口調になりながら）いいや、私は被告なんかじゃない！　私のほうこそ告訴します！　私は、人民に奉仕するという役目を医師と、そして裁判官がまっとうすることを妨げている条文を告訴します。だから私は、私のしたことをもみ消そうなどとも思っていません。私は自分で自分を裁きます！（ほとんど叫び声になりながら）なぜなら、どんな結果になろうとも、これは警告となり、人々を眠りから覚ます呼び声となるのだから！（静かに）真実を告白します。私は不治の病にあった自分の妻を彼女の望みによって、その苦しみから解放したのです。私の今の人生は彼女の決定に捧げられています。そして、その決定は、妻と同じ運命に会うかもしれないすべての人間にもあてはまるのです。（頭を垂れながら、消え入るような声で）判決をお願いします」。

『私は告発する（Ich klage an）』というこの映画のタイトルは、多発性硬化症に冒された妻の望みにしたがって、自分は彼女を積極的に死に導いたが、それを罪に問う今の法律を、私の方が訴える、というトーマス・ハイトの主張を一言でまとめたものである。加えて、Ich klage an という表現は、ドレフュス事件等に見られる反ユダヤ主義の高まりを批判したフランスのエミール・

ゾラの*J'accuse*（『私は弾劾する』一八九八年）のドイツ語訳として用いられてきたものでもある。

映画は、トーマスがハナにしたことが、殺人なのか（トーマスはその罪で起訴されている）、本人の求めに応じた嘱託殺人なのか（裁判官は各証人にハナが死を望んでいたかどうか尋ねている）、あるいはドイツ刑法が罰してこなかった自殺幇助なのか（ハナが死ぬ場面はその可能性を残すつくりになっている）、はっきりしないまま進むが、ラストシーンでのトーマスの「私は妻を彼女の望みによって、その苦しみから解放した」という言明は、まずは嘱託殺人として理解されるべきであり、この映画は、前述の安楽死法案の第一条と同様、ドイツ刑法の第二一六条に穴をあけて、嘱託殺人の容認を人々に訴えるものだったと言えよう。しかし、トーマスは自分が殺人罪で訴えられていること自体に異を唱えているのだから、彼の告発は当時のドイツ刑法の第二一一条（謀殺罪）にも及んでいると理解できる。そして、トーマスは、自分の行為が刑法上、何にあたろうとも、その目的はハナをその苦しみから解放することだったと訴えている。苦しみから解放するためなら、自殺幇助が法的に許容されている以上、殺人に相当することであっても、それを罰する必要はないのではないか——。こうして、ラングに突きつけられた重度障害児の安楽死という問題とも絡まりながら、「重篤な精神病」にある者（前述の安楽死法案の第二条）に対する本人の同意なき殺人の容認までが、観客には差し出される。

ナチ政府が実際におこなったことは、この映画で描かれたこととの正反対である。第二次世界大戦の開始とともに、総力戦の足手まといとされた人たちを、本人の意思に関係なく、またその家族に何も知らせず、死に至らしめていた。にもかかわらず、ナチ政府は、ドイツ刑法が処罰の対象としてこなかった自殺幇助、あるいは自己決定に基づく積極的安楽死（嘱託殺人）という物語を利用しながら、それらとは真逆の安楽死計画を人々に受け入れさせようとした。ナチの宣伝相のヨーゼフ・ゲッベルスは、「最良のプロパガンダは間接的に機能する」という考えを信条にしていたと言われるが（Burleigh and Wippermann, 1991: 156）、自己決定のこうした反転的利用こそ、間接的で最良のプロパガンダだったと言える。

カール・L・ロストによれば、この映画の観客動員数は、一九四一年の九月から一一月上旬までの約二ヶ月間で、リューベックで三万四七一六人（全住民の約五分の一）、シュベーリンで一万九千人（約四分の一）、リューネブルクで一万一七七九人（約三分の一）、またミュンヒェンでは一九四二年一月までに二七万五千人（約三分の二）等で、総数は一九四五年一月までで一五三〇万人にのぼった（Rost, 1987: 209-210）。この総数にはスイス、デンマーク、スウェーデン等での上映分も含まれているので、正確な算出はできないが、ドイツ帝国（オーストリア併合等以前の領土）の一九四三年の人口総数、約七千万人を母数とすると、当時のドイツ人の約五人に一人がこの映画を見たのではないかと推定される。

八　認知的不協和に耐える

しかしながら、この映画『私は告発する』は、死ぬ権利をめぐる目下のヨーロッパの議論で、ほとんど言及されない。思い出されることも、ほとんどない。それはなぜなのだろうか。

理由は二つあると思う。

一つは、ドイツについて言えば、この『私は告発する』は、ナチのプロパガンダ映画であるがゆえに、ヒトラーの『わが闘争』がそのままでは読めないのと同様、一般人がそう簡単に視聴できないという事情がある。この映画は、他のプロパガンダ映画と同様、視聴条件付映画（Vorbehaltsfilm）に指定されており、学習会や勉強会のような場で、詳しい歴史的解説を付けての上映・視聴が求められる。二〇〇八年にアメリカの会社が『私は告発する』をＤＶＤで販売するようになり、日本の私たちもアマゾン等を経由して簡単に買うことができるが、ドイツ国内ではそれができない。このような制限ゆえに、ドイツ人自身がこの映画のことをさほど知らない。他方、ドイツ以外のヨーロッパの人たちも、他国のことであるがゆえに、この映画をさほど知らないだろう。

もう一つの理由は、たとえこの映画のことを知っていても、安楽死をめぐる目下の議論につなげることを避け、拒否するという人々の心的傾向である。そのメカニズムはＬ・フェスティンガー（Festinger, 1957）にならって「認知的不協和」と呼ぶことができよう。ナチの実際の安楽死計画は、本人やその家族の意思を全く無視した単なる殺人（Ａ）である。にもかかわらず、ナチはその殺人を映画『私は告発する』では、死ぬ権利として、自己決定に基づく死として（非Ａ）、人々に受け入れさせようとした。論理的に全く相いれないＡと非Ａが、しかし、同じナチズムの中に存在していたというのが歴史的事実なのだが、認知的不協和の理論によれば、人はそうした不協和を減ずる方向で認識や行動を変えてゆくのであり、その手っ取り早い方法の一つは、Aと非Aのどちらか一方を否定し、無視することだろう。

あるいは、ある人が死ぬ権利や自己決定による死を望ましいもの（A）と考える一方で、ナチは絶対悪（非A）だと考えているとしよう。その場合も、A（望ましいもの）がそれとは全く相いれない非A（絶対悪）の中にあるという認識は、強い不協和をもたらすがゆえに、人はAが非Aとも結びついていたという事実の認知を拒否して、不協和を解消しようとするだろう。

なぜ、不協和を減じようとするのか。不快だからである。

しかし、認知的不協和理論のその後の展開では、不協和の肯定的な側面にも注意が向けられるようになった。たとえば、A・フリーマンは、自殺（A）のことを考えている患者がしばしば、自殺が家族に対する配慮や文化的な規範、さらには宗教的な教えといったもの（非A）と相いれないことから、その実行を踏みとどまっていることに注意をうながしている（三井・増田・伊藤、一九九六、一五〇頁）。認知的不協和が自殺を食い止めているのであり、この不協和が非Aの消去や否定によって解消されるなら、その人は自殺に向かってしまう。

死ぬ権利や積極的安楽死についても、私たちは、いかに不快であっても、認知的不協和を消去するのではなく、それに耐えるべきなのである。それは、ナチの安楽死計画もまた死ぬ権利や自己決定による死という理屈と親和的だったという事実を認めるということだが、そうした不協和こそがおそらく私たちを最もよく諌めるのである。

＊1 Hans-Christian Rössler, "Parliament in Spanien: Legalisierung des Sterbehilfe gebilligt", *Frankfurter Allgemeine*, 18.03.2021.

＊2 Committee on the Rights of Persons with Disabilities, "Concluding observations on the combined second and third periodic reports of Spain", May 13, 2019, 6(b).

＊3 "Debatte über Sterbehilfe: Gibt es das Recht auf ein selbstbestimmtes Lebensende?", *Frankfurter Allgmeine*, 07.04.2021.

＊4 Christine Kaess, "Frankreich: Nationalversammlung debattiert über Gesetz zu aktiver Sterbehilfe", *Deutschalndfunk*, 08.04.2021.

＊5 aezteblatt.de,"Deutsche wollen Straffreiheit für ärztliche Suizidbilfe", Feb 25, 2020.

＊6 Bundesverfassungsgericht, "Verbot der geschäftsmäßigen Förderung der Selbsttötung verfassungs-widrig", Pressemitteilung Nr.12/2020 vom 26.02.2020.

＊7 Bundesärztekammer,"(Muster-)Berufsordnung für die in Deutschland tätigen Ärztinnen und Ärzte in der Fassung der Beschlüsse des 114. Deutschen Ärztetages 2011 in Kiel", *Deutsches Ärzteblatt*, 2011. A1980-1992.

＊8 A. Haserück u. E. Richter-Kuhlmann, "Ärztliche Suizidassistenz: Berufsrechtliches Verbot entällt", *Deutsches Ärzteblatt*, 2021, A969-972.

＊9 A-K. Sonnenberg, "Legalisierung der aktiven Sterbehilfe? Zustimmung unter Deutschen wächst". https://yougov.de/news/2021/05/05/legalisierung-aktiver-sterbehilfe-zustimmung-unter/

＊10 aerzteblatt.de, “Umfrage zeigt große Zustimmung zu einer leberalen Sterbehilfe”, 05.05.2021.

＊11 Bundesverfassungsgericht, “Erfolglose Verfassungsbeschwerde gegen die Verweigerung einer Erlaubnis zum Erwerb eines Arzneimittels zum Zweck der Selbsttötung”, Pressemitteilung Nr.15, /2021 vom 5. Februar 2021.

＊12 Verfassungsgerichthof Österreich, “Es ist verfassungswidrig, jede Art der Hilfe zur Selbsttötung ausnahmlos zu verbieten”, Pressemitteilung, 11.12.2020.

＊13 Österreichische Ärztekammer, “ÖÄK-Präsident Szekeres bedauert Serbehilfe-Entscheidung”, 11.12.2020. https://www.aerztekammer.at/presseinformation/-/asset_publisher/presseinformation/content/id/799279

＊14 ORF.at, “Sterbehilfe: VfGH kippt Verbot von Beihilfe zum Suizid”, 11.12.2020.

＊15 Wiener Zeitung,“Sterbehilfe: Verfassungsgerichtshof erlaubt Beihilfe zum Suizid”, 11.12.2020.

＊16 Susanne Ley,“Nihil nocere”, *Deutsches Ärzteblatt*, 2020,A2117.

＊17 Rolf Klimm,“Warnung vor Euthanasie”, *Deutsches Ärzteblatt*, 2021,A105.

参考文献

Beine, Karl H. (2020) “Praxis der Sterbehilfe durch Ärzte und Pflegekräfte in deutschen Kranken-häusern”, *Deutsche Medizinische Wochenschrift*, 145: e123-e129.

Burleigh, M. & Wippermann, W. (1991) *The Racial State: Germany 1933-1945*, Cambridge UP.

ドゥルナー・K（一九九六）市野川容孝訳「精神病院の日常とナチズム期の安楽死」『imago』青土社、第七巻第一〇号、一三四－一四四頁。

Festinger, L.(1957) *A theory of cognitive dissonance*, Stanford University Press.（＝末永俊郎監訳、一九六五年、『認知的不協和の理論』誠信書房）

Gansmüller, Christian(1987) *Die Erbgesundheitspolitik des Dritten Reiches*, Böhlau Verlag.

市野川容孝（二〇〇五）「ドイツにおける医療倫理と医療プロフェッション」『思想』第九七七号、一〇九－一三六頁。

児玉真美（二〇一九）『殺す親　殺させられる親――重い障害のある人の親の立場で考える尊厳死・意思決定・地域移行』生活書院。

Kraepelin, Emil(1919) "Psychiatrische Randbemerkungen zur Zeitgeschichte", *Süddeutsche Monatshefte*, 16(1919)-9: 171-183.

松田純（二〇一八）『安楽死・尊厳死の現在』中公新書。

三井宏隆・増田真也・伊藤秀章（一九九六）『認知的不協和理論――知のメタモルフォーゼ』垣内出版株式会社。

Rost, Karl L.(1987) *Sterilisation und Euthanasie im Film des "Dritten Reiches"*, Matthiesen Verlag.

佐藤拓磨（二〇一五）「ドイツにおける自殺関与の一部可罰化をめぐる議論の動向」『慶應法学』第三一号、三四七－三七〇頁。

渡邉亙（二〇一六）「ドイツにおける「死への援助（Sterbehilfe）」への立法的対応」『法政治研究』関西法政治研究会、第二号、一四五－一六五頁。

著者プロフィール

雨宮処凛（あまみや・かりん）
作家・活動家。一九七五年、北海道生まれ。フリーターなどを経て二〇〇〇年、自伝的エッセイ『生き地獄天国』（太田出版／ちくま文庫）でデビュー。二〇〇六年からは貧困問題に取り組み、『生きさせろ！　難民化する若者たち』（太田出版／ちくま文庫）はＪＣＪ賞（日本ジャーナリスト会議賞）を受賞。他に『相模原事件裁判傍聴記　「役に立ちたい」と「障害者ヘイト」のあいだ』（太田出版）、『コロナ禍、貧困の記録　二〇二〇年、この国の底が抜けた』（かもがわ出版）など著書多数。

川島孝一郎（かわしま・こういちろう）
仙台往診クリニック院長。一九五四年、山形県生まれ。東北大学大学院医学研究科修了（医学博士）。東北大学医学部臨床教授。日本プライマリ・ケア連合学会代議員。日本生命倫理学会評議員。「人生の最終段階におけるケア（End of life care）のあり方に関する部会」部会長。

木村英子（きむら・えいこ）
参議院議員（れいわ新選組）。一九六五年、横浜市生まれ。生後八ヶ月で歩行器ごと玄関から落ち、重い障害を負う。一八歳までの大半を施設と養護学校で暮らし、一九歳の時に東京都国立市で自立生活を始める。一九九四年には、多摩市で「自立ステーションつばさ」を設立し、地域で生活したいと望む障害者の自立支援を今日まで行う一方、全国公的介護保障要求者組合・書記長なども務め、長年にわたって障害者運動に携わる。

児玉真美（こだま・まみ）
フリーライター。一九五六年生まれ。一般社団法人日本ケアラー連盟代表理事。長女に重度重複障害がある。著書に『アシュリー事件』、『新・海のいる風景』、『殺す親　殺させられる親』（以上、生活書院）『私たちはふつうに老いることができない』（大月書店）、共訳書に『生命倫理学と障害学の対話』（アリシア・ウーレッド、生活書院）など。

笹月桃子（ささづき・ももこ）
西南女学院大学保健福祉学部教授。一九六九年、東京都生まれ。熊本大学医学部卒業、九州大学大学院医学系学府医学専攻単位取得退学。小児科専門医、博士（医学）。二〇〇四〜〇六年 米国 Lucile Packard Children's Hospital の緩和ケアチームにて研修。九州大学病院小児緩和ケアチーム医師、他病院・重症心身障害児者施設小児科医師、他大学講師など。診療・教育と、主に子どものいのちに関わる医療の代理意思決定に関する研究に携わっている。

高草木光一（たかくさぎ・こういち）
慶應義塾大学経済学部教授。一九五六年、群馬県生まれ。慶應義塾大学大学院経済学研究科博士課程単位取得退学。経済学修士。社会思想史専攻。著書に、『松田道雄と「いのち」の社会主義』、『岡村昭彦と死の思想――「いのち」を語り継ぐ場としてのホスピス』、編著に、『「いのち」の現場でとまどう――臨床医学概論講義』、『思想としての「医学概論」――いま「いのち」とどう向き合うか』（以上、岩波書店）など。

原　朱美（はら・あけみ）
元看護師。一九六六年、埼玉県生まれ。青山学院大学文学部第二部英米文学科卒業。二〇一八年、武蔵野大学

大学院通信教育部人間学研究科人間学専攻修士課程修了。論文に、「尊厳死の論理―『スクラップ・アンド・ビルド』における死の表象をめぐって」（『人間学論集』第八号、武蔵野大学通信教育部、二〇一九年）など。現在は家庭生活を送りつつ、日々、生と死をめぐる問題を考え続けている。

美馬達哉（みま・たつや）
立命館大学先端総合学術研究科教授。一九六六年生まれ。京都大学大学院医学研究科博士課程修了。神経内科専門医（京大病院神経内科）。専門は、臨床脳生理学、医療社会学、医療人類学。著書に『感染症社会　アフターコロナの生政治』（人文書院）、『リスク化される身体　現代医学と統治のテクノロジー』（青土社）、『生を治める術としての近代医療――フーコー『監獄の誕生』を読み直す』（現代書館）、『「病」のスペクタクル――生権力の政治学』（人文書院）など。

編著者プロフィール

小松美彦（こまつ・よしひこ）

東京大学大学院総合文化研究科客員教授。一九五五年、東京都生まれ。東京大学大学院理学系研究科・科学史科学基礎論博士課程単位取得退学。博士(学術)。東京大学大学院人文社会系研究科教授などを経て現職。専攻は、科学史・科学論、生命倫理学。著書に、『死は共鳴する』(勁草書房)、『脳死・臓器移植の本当の話』(PHP新書)、『生権力の歴史』(青土社)、『【増補決定版】「自己決定権」という罠』(現代書館)、共訳書に、グザヴィエ・ビシャ『生と死の生理学研究』(中川久定・村上陽一郎責任編集『十八世紀叢書Ⅶ　生と死』国書刊行会) など。

市野川容孝（いちのかわ・やすたか）

東京大学大学院総合文化研究科教授。一九六四年、東京都生まれ。東京大学大学院社会学研究科単位取得満期退学。修士（社会学）。専攻は、社会学（医療の歴史社会学）。著書に、『身体／生命』（岩波書店）、『優生学と人間社会』（共著、講談社現代新書）、『生命倫理』（編著、平凡社）、『社会』（岩波書店）、『人権の再問』（編著、法律文化社）、『対話　共生』（共著、慶應義塾大学出版会）など。

堀江宗正（ほりえ・のりちか）

東京大学大学院人文社会系研究科教授。一九六九年、茨城県生まれ。東京大学大学院人文社会系研究科単位取得満期退学。博士（文学）。聖心女子大学文学部准教授を経て現職。死生学、宗教学、スピリチュアリティ研究。著書に、『歴史のなかの宗教心理学』、『スピリチュアリティのゆくえ』、『ポップ・スピリチュアリティ』、編著に、『現代日本の宗教事情』（以上、岩波書店）、『宗教と社会の戦後史』（東京大学出版会）など。

〈反延命《はんえんめい》〉主義《しゅぎ》の時代《じだい》
——安楽死《あんらくし》・透析中止《とうせきちゅうし》・トリアージ

二〇二一年七月三十日　第一版第一刷発行

編著者　小松美彦・市野川容孝・堀江宗正
発行者　菊地泰博
発行所　株式会社現代書館
東京都千代田区飯田橋三ー二ー五
郵便番号　102-0072
電　話　03（3221）1321
FAX　03（3262）5906
振　替　00120-3-83725
組　版　プロ・アート
印刷所　平河工業社（本文）
東光印刷所（カバー）
製本所　鶴亀製本
装　幀　大森裕二

校正協力／渡邉潤子

ISBN978-4-7684-3588-5
定価はカバーに表示してあります。乱丁・落丁本はおとりかえいたします。
http://www.gendaishokan.co.jp/

活字で利用できない方のための
テキストデータ請求券
『〈反延命〉主義の時代』